Miriam Ruiz Castro

CUERPOS ASESINOS

Enfermar en la era del bienestar

Libros del K.O.

PRIMERA EDICIÓN: octubre de 2025

Calle San Bernardo 97-99, entresuelo 8
28015 Madrid

ISBN: 979-13-87839-14-7
DEPÓSITO LEGAL: M-20022-2025
CÓDIGO BIC: VFJB, MJCL, VFDW
DISEÑO DE CUBIERTA: Libros del K.O.
FOTOGRAFÍA DE CUBIERTA: Sara Campos
MAQUETACIÓN: María O'Shea
CORRECCIÓN: Isabel Bolaños y Estela Gómez
IMPRESIÓN: Kadmos

El papel utilizado para la impresión de este libro ha sido fabricado a partir de madera procedente de bosques y plantaciones tratados con los más altos estándares de sostenibilidad, lo que garantiza una gestión de los recursos responsable con el medio ambiente y las personas.

IMPRESO EN ESPAÑA - PRINTED IN SPAIN

Las tipografías son League Gothic y Baskerville.

A mi familia, que sufrió este cuerpo tanto o más que su portadora. A Fernando, que edita y mejora mi vida.

A ti, que nunca has pensado en cuerpos asesinos.

...There are only two or three human stories, and they go on repeating themselves as fiercely as if they had never happened before...

...There are only two or three human stories, and they go on repeating themselves as fiercely as if they had never happened before...

...There are only two or three human stories, and they go on repeating themselves as fiercely as if they had never happened before...

...There are only two or three human stories, and they go on repeating themselves as fiercely as if they had never happened before...

WILLA CATHER, *O pioneers!*

I

HACE UNOS MESES, mi cuerpo intentó matarme. No es que se lo tenga muy en cuenta; muchos otros cuerpos lo han hecho con sus portadores antes que él y otros tantos lo harán después. Y tras más de cincuenta siglos de cuerpos asesinos, ni siquiera sabemos muy bien por qué.

El 5 de febrero de 2021, en el centro de salud de Pontones, me arrastró un tsunami. Había esperado mi turno pacientemente, acercando mis ojos miopes a la pantalla cada vez que sonaba el timbre de alerta. Cuando entré en la consulta yo ya esperaba el resultado de la biopsia de un bultito que me había descubierto yo misma tocándome el seno izquierdo. Pero en lugar de eso, la ginecóloga pidió hacerme una citología mientras me llenaba de preguntas sobre mi primera regla, mis periodos, mis antecedentes familiares o si vivía sola en Madrid. «Pero yo estoy aquí por una biopsia de mama», le dije mientras me subía a la camilla. «Sí, sí, ahora la vemos», me respondió. Ya en la silla, con la distancia y también la soledad que exigía la covid, la ginecóloga me explicó que tenía un tumor maligno y que habría que extirparlo. «Pero yo me encuentro bien». «Estás bien y vas a estar bien». Fue la primera tabla a la que agarrarse, aunque sirviera de poco cuando la ola que se venía encima era aún desconocida.

—¿Pero tiene nombre?

—Sí, tiene nombre. Es un carcinoma ductal infiltrante.

—¿Pero eso se puede considerar cáncer? Yo… ¿tengo cáncer?

Tras un ligero titubeo, apareció el mar:

—Sí, es un cáncer.

La primera persona en la que pensé fue mi madre, a setecientos kilómetros de aquella consulta. ¿Cómo se le dice esto a una madre? ¿Cómo se lo digo a la mía? Me quedé clavada en la silla con una sensación de gravedad inabarcable. Un cuerpo pesado, inmóvil, rendido a plomo sobre la madera del asiento. No quería abandonar esa sala, convertir en realidad las palabras que acababa de escuchar y enfrentarme a sus consecuencias, y a la vez estaba deseando hacerlo. Huir. Salir corriendo. Y el cuerpo pesado de nuevo.

Hay una cosa que me ocurre desde niña cuando tengo pesadillas. A menudo sueño con alguna situación de miedo y tensión —escapar de un asesino, huir de un lugar hostil evitando ser descubierta— donde el azar y no solo mi pericia parece ser lo único capaz de marcar la diferencia, de dejar que la pelota caiga a un lado u otro de la red, decidir entre la muerte y la vida. Sin embargo, en algún momento de esos sueños tengo un pensamiento: la certeza de que yo, como una suerte de protagonista de aquella historia, no puedo morirme. Que el cazador pasará junto a mi escondite y habrá un momento de tensión, sí, pero no me descubrirá. Que correré más rápido que el asesino o sus balas no tendrán tino. Que sin mí no habría película. Y el miedo se disipa.

Durante aquellos minutos en consulta, esperé la revelación. La señal, la pista, la prueba de que este era uno de esos sueños. Pero no llegó. Mi cuerpo, antes pesado, apareció de pronto en mitad de la escalera donde me esperaba Fernando, casi levitando. No tuve que decirle nada. Sus lágrimas se sumaron a las mías y fue el pellizco que probaba que estaba despierta.

El cáncer evoca imágenes. La primera es la muerte, que golpea con un arreón de miedo en el estómago. Otras son pañuelos rosas y pijamas azules, y algunos rostros de conocidos y familiares a quienes acompañó la palabra cáncer como una coletilla o un apellido. Cuando se pronuncia en primera persona hay algo de dar rodeos, de no llamar a las cosas por su nombre, de no despertar en otros ese temor. También hay un consuelo tramposo en usar la primera persona del plural, ese «mal de muchos» que alivia pero que convive con un «nosotros» del que no esperabas formar parte. Uno de los muchos «nosotros» a los que, como periodista, das voz, pero de los que no esperas dar testimonio. La salud, o más bien la enfermedad, es un elefante en la habitación. Algo con lo que todos convivimos, que nos mira de frente o más de lado, pero a lo que es mejor no prestar mucha atención.

Elegimos vivir de espaldas a la estadística, al hecho de que la esperanza de vida es una media de la que muchos se salen por abajo, que no todos conocerán la vejez y que aquellos que protagonizan cada día las páginas de sucesos o de sociedad en los periódicos son solo personas a las que les tocó. Y que tú también estás en ese bombo. Es entonces cuando el «por qué yo» se transforma con una naturalidad dolorosamente obvia en un «por qué no».

Los recuerdos que tengo de aquellos primeros días tras el diagnóstico son oscuros, como si las imágenes del apartamento donde se hospedaban mis padres, las visitas al hospital para una u otra prueba y los mirarme al pecho, incrédula, sin entender muy bien qué pasa ahí, las hubiera cubierto de una capa gris y la falsa idea de que esos días fueron lluviosos y faltos de luz. Es la incertidumbre. Tratas de armarte de energía y asimilar todo, aunque todavía no sabes muy bien qué hay que asimilar, más allá de una palabra que te esfuerzas en pronunciar y de intentar que los de tu alrededor aprendan a escuchar dicha de tu boca sin revolverse. Tampoco quieres saberlo. La ginecóloga que me atendió en esa primera consulta me dio mi diagnóstico en tres folios enrollados y me pidió que no mirara nada en Internet, que esperara a que me citaran para hacerme una resonancia y a lo que me dijeran los médicos después. «Sí, claro», pensé con ironía en ese momento. Pero así fue. No fui capaz de buscar, de mirar. Sentía terror de lo que pudiera encontrar. Por delante, una espera de cinco días con sus cinco noches, de una especie de serenidad ausente, algunos llantos espontáneos y un tratar de no caerme para sostener a los demás.

Al día siguiente a mi diagnóstico, conocí a Amparo. Su teléfono me lo había dado Ana y yo no sabía que acababa de hacerme el regalo más preciado de los meses que vendrían. «Es una oncóloga y amiga, tiene una capacidad increíble de explicar las cosas complicadas y hacerlas sencillas». En ese momento asentí y agradecí, pero no tenía muy claro que fuera a utilizarlo. Lo último que quería era hablar con una desconocida sobre lo que estaba pasando. Pero en la primera mañana en que desperté siendo una enferma de cáncer, tener alguna certeza se convirtió en una necesidad vital para mí y para mi familia. Así que le escribí un mensaje. Y le envié aquellas hojas con mi diagnóstico que me había dado la ginecóloga, la única prueba que yo tenía de lo que estaba pasando dentro de mi cuerpo. Yo, que me sentía tan sana y fuerte como siempre. Que había saltado sobre una nieve atípica en Madrid sorprendida de lo que el esperado año después de la pandemia traía para todos sin saber lo que traería para mí. Que había brindado y bailado en las vacaciones de Navidad despreocupada mientras aquel bulto ya estaba en mi pecho. Que la noche antes de recibir los resultados había convencido a Fernando para tomar una copa en casa, como si mi subconsciente intuyera lo que estaba por venir. Que había comprado billetes a Barcelona ahora que la vacuna de la covid, esa pandemia que sí había detenido el mundo, traía nuevas esperanzas.

«Vamos a ver, por partes», escribió Amparo al otro lado del teléfono. Mis padres, mi hermana, mi cuñado y yo esperamos pacientemente mientras los tres puntitos que indican que la interlocutora escribe seguían parpadeando. «Se confirma un tumor de mama», comenzaba un párrafo extenso que he leído millones de veces. Ahora, al releerlo mientras escribo estas líneas, cada palabra y cada tratamiento tienen otro significado. Pero en aquel momento hubo varios términos donde mis ojos se detuvieron y en los que todos volcamos nuestras esperanzas. También otros que se hicieron invisibles. «Tu tumor sobreexpresa un receptor muy importante, el HER2, que nos va a permitir bloquear esa vía en el tratamiento, cerrar la puerta que le permite reproducirse. Estos fármacos son la llave. Eso es bien: tenemos la llave». Tener una llave, aunque no termináramos de entender qué significaba, nos pareció la cosa más valiosa aquellos días. Mi cuñado, que había pasado hacía no mucho por el cáncer de su padre, parecía tener más respuestas que el resto y nos traducía algunas de las cosas que leíamos. En todas las opciones de tratamiento de las que nos hablaba Amparo estaba presente la quimioterapia, la palabra que daba más miedo y que evocaba todas esas imágenes de enfermos delgados, vómitos y personas sin pelo. Yo escuchaba cómo mi familia parecía ignorar esa evidencia: que aún a la espera de los resultados de la resonancia y solo con aquellos folios enrollados, Amparo ya sabía que no había otro camino que la quimioterapia. Pero ellos seguían agarrándose a la llave, divagando sobre cómo ese tratamiento impediría que el veneno viajara indiscriminadamente por el cuerpo. Yo me sentía incapaz de sumarme a su optimismo. Y no solo por lo evidente del mensaje: es como si tuviera que estar siempre preparada para lo peor, para que esta vez no me pillara desprevenida.

El mensaje de Amparo terminaba así: «Imagino que te da vueltas la cabeza. Tranquila, es normal. Parece el fin del mundo. Esto es una explicación muy general para saber un poco el porqué de las pruebas y decisiones médicas. Es verdad que vienen unos meses difíciles de hospital, tratamientos, etc., pero pasarán». Esas palabras me dieron un aliento que venía necesitando, pero empezar a pensar en meses se me hacía demasiado cuesta arriba. Amparo me explicó que los médicos necesitaban su tiempo para planificar la forma de atacar al bicho. «Como un arquitecto cuando ha de planificar una casa, no se nos va a ir la enfermedad en estos días», dijo, apagando mis prisas. Fue la primera vez que Amparo puso luz en el momento más oscuro de mi vida. La primera de muchas.

*

Supe que mi tumor medía siete centímetros antes de que me lo comunicara la ginecóloga. Paula, una de esas médicas de familia maravillosas que mira a los ojos de sus pacientes, me había citado en consulta solo para verme e interesarse por mí. Pero también traía noticias. «Ya tengo el resultado de tu resonancia», me dijo, «aunque es la ginecóloga quien tiene que hablar contigo, ya sabes que hay cosas que yo no domino».

La resonancia es una de las pruebas más importantes para ponerle apellidos al cáncer. A esas alturas, había algunas cosas que yo ya sabía. Como que en las glándulas mamarias de mi seno izquierdo un grupo de células habían degenerado hasta convertirse en tumorales. Y en cada una de ellas, la proteína HER2, la que promueve el crecimiento celular, había comenzado a producirse en exceso, dando orden a esas células cancerígenas para que se multiplicaran más rápido, hasta invadir los tejidos. Faltaba saber cuánto territorio había conquistado ya aquella invasión bárbara para poder diseñar el tratamiento.

Cuando Paula me habló de la resonancia, no quise hacerle preguntas, solo explicarle cómo me sentía y hacerle ver que estaba fuerte, preparada para lo que viniera. Quería ser la mejor paciente posible, merecedora de una matrícula de honor en obediencia y actitud positiva. Y seguía en ese estado tan atípico de no querer saber más por miedo a las noticias. Paula abrió en el ordenador mi ficha y comenzó a leer con media voz y de carrerilla. El titular es que, pese a que aún quedaban más pruebas para confirmarlo, el tumor no parecía haberse extendido. Pero otro titular que ella no pretendía dar se coló entre los susurros de su leída: siete centímetros. Mi tumor medía siete centímetros.

Yo siempre supe que era grande. Era algo así como una intuición, basada en mis sensaciones al tocarlo. Siete centímetros me parecían muchos. La única referencia que tenía era el primer mensaje de Amparo, en el que hablaba de «tumores pequeños» y los situaba en 1.5 centímetros. Siete eran muchos, sí. Cuando salí de la consulta, no dije nada a mis padres. Les comenté que el tamaño aún no se sabía. Solo unas horas después, mi hermana me preguntó directamente. Le pareció raro que no lo supiera. Ella había ocupado el papel que mi miedo había dejado vacante, y se encargó de leer e informarse sobre todas aquellas palabras de los únicos folios que teníamos. Le confesé mis siete centímetros, sintiéndome culpable, aunque yo no hubiera invitado a ninguna de esas células a hacerse con ese espacio de mi pecho. «Es grande…», dijo ella. «Mejor no le digas nada a mamá».

*

Hay un sinfín de enfermedades que pueden ser igual de graves, importantes o como queramos nombrarlo, y que te pueden quitar la vida de un día para otro. Pero oír «cáncer» es especial. Especial porque conviven al mismo tiempo las dos caras de la moneda: los que se curan y los que no. Tengo sesenta y tres años y con mi edad es posible contemplar que en algún momento te puedan diagnosticar esa enfermedad, pero nunca se te pasa por la cabeza que sea a tu hija.

Se detecta un bulto y empiezas a ponerte nerviosa. Y más tarde viene el diagnóstico. Es un mazazo. Una nube negra, enorme, que se pone encima y que no te deja ni respirar. No puedes creer que esté pasando. Crees que tu hija se va a morir y no lo puedes soportar. Al mismo tiempo te sientes culpable porque no te esté pasando a ti. Quería que fuese a mí, me tocaba a mí, pero nada funciona así.

Desde el diagnóstico hasta pasar por tantas pruebas, la incertidumbre es tan grande…, solo quería llorar. Pensaba «por qué le está pasando a mi hija» y al mismo tiempo me contestaba «y por qué no, le puede pasar a cualquiera». Y ahí estábamos, asumiendo que había ocurrido. La cabeza va y viene. El miedo es aterrador y el dolor no se puede describir. En el primer momento y hasta que las pruebas empiezan a estar de tu lado, crees que la vas a perder y sientes que tu vida no puede seguir adelante. Tu vida se ha acabado. Un hijo no puede irse antes que sus padres. Y luego la nube empieza a disiparse y se ve un rayo de luz porque hay tratamiento y porque todo está cogido muy a tiempo. Te invade un sentimiento de querer estar a su lado en todo momento, protegiéndola como cuando era pequeña. No quería que nada le hiciera daño. Sigo queriendo estar cerca cada vez que tiene que ir a algún control o tratamiento, aunque el tiempo me ha ayudado a tener confianza y me he dado cuenta de que es una enfermedad más y que, cuando la coges a tiempo, se cura. No cabe la menor duda de la fuerza que ella me ha dado con su actitud.

A punto de cumplirse el primer aniversario de esa primera consulta, pedí a mi madre que escribiera lo que quisiera sobre aquellos días. Estas fueron las palabras que me envió.

*

Aunque puede padecerla cualquiera con glándulas mamarias, el principal factor de riesgo del cáncer de mama es ser mujer. Una de cada ocho lo tendrá a lo largo de su vida. En España, unas 36 000 mujeres son diagnosticadas cada año. Ser paciente de cáncer es aprender a convivir con la estadística. Tratar de aferrarme a unos números que ya me fallaron cuando con treinta y tres años, sin antecedentes familiares consanguíneos y una vida más o menos sana, me tocó a mí.

En la historia de la enfermedad hay un «nosotras» poderoso. Anne Boyer, Barbara Ehrenreich, Samantha King, Susan Sontag. Todas hablan desde las páginas de sus libros, cada una desde su realidad, cuentan su historia. Lo que separa a unas y otras son años de investigación en cáncer y un giro en las estadísticas. A principios de los años ochenta, las mujeres diagnosticadas de cáncer de mama tenían un 70 % de posibilidades de estar libres de recaída a los cinco años tras el diagnóstico. Hoy la cifra se aproxima al 85 %. Quizás sea del 100 % para las hijas de mis hijas.

No hay un solo cáncer de mama. Todas tenemos cáncer, pero no todas tenemos el mismo tipo. Hace apenas treinta años todos se trataban del mismo modo. La única esperanza era la cirugía, así que a las mujeres con cáncer de mama se les extirpaban los senos y se les administraban quimioterapias tremendamente agresivas. Así, sin más. Cortar por lo sano. Décadas de mujeres sin tetas, mujeres con solo un pecho, mujeres con cicatrices.

Con el paso de las décadas, fueron aflorando grises dentro del negro y empezamos a conocer diferencias entre ellos. Depende de dónde se haya originado (puede ocurrir en los conductos de la leche o en los lobulillos donde esta se produce), de si tienen o no capacidad para infiltrarse en los tejidos y de sus receptores, que son las proteínas presentes en las células cancerosas. Los hay hormonales; esto es, con receptores de estrógeno o progesterona; HER2+, la proteína del factor de crecimiento humano, y triple negativo; que no responde a ninguno de los tres receptores y es, por tanto, el más difícil de combatir. Cada uno tiene un pronóstico y un tratamiento.

El año de mi nacimiento, Dennis Slamon descubrió que en algunas de las pacientes con peor pronóstico se producía una alteración en la proteína HER2. Diez años después, se aprobó la primera terapia dirigida contra esta alteración de un tumor, logrando dar la vuelta en la estadística a uno de los tipos de cáncer de mama más letales. Diez años de investigación: esa es la distancia entre vivir o morir, la distancia que me permite estar aquí y escribir estas líneas.

*

La primera vez que tuve un bulto en el pecho fue en 2014. Me hicieron una ecografía en lo que parecía ser un adenoma, un bultito de grasa, del que no había que preocuparse. En la primera revisión, un año después, algún médico decidió que era mejor biopsiarlo. Pero el día en que llegué al hospital preparada para la aguja, la doctora que leyó mi historial arguyó que no había por qué pincharme, que aquello no había crecido. Así convivimos seis años mi bulto benigno y yo. Supongo que por eso, cuando me toqué una nueva masa extraña en el pecho esas navidades, no se me activó ninguna alarma. Otro más, pensé. En mayo de ese mismo año, y pese a la pandemia, había acudido a una de las revisiones de mi viejo conocido y no habían detectado nada nuevo. Esa fue mi primera obsesión en los primeros días de diagnóstico: «¿cómo ha aparecido esto aquí?». Con la enfermedad también aprendes que a veces hay preguntas que nunca tendrán respuesta. Llevamos siglos de investigación sobre el cáncer y ni siquiera sabemos qué vuelve al cuerpo un homicida mientras crece su incidencia.

El cuerpo es un mecanismo casi perfecto en el que hay ovejas descarriadas. Una de las células decide rebelarse contra la tarea que le ha sido impuesta y centrarse en su propio beneficio. Ya no trabaja para la comunidad, ya no trabaja para el cuerpo a cuyo destino está ligada. Ya no mira por el bien común, sino por el suyo propio, aunque sea autodestructivo. Y empieza a crecer. Y necesita alimentarse. Y destruir. Y crea sus propios mecanismos para seguir creciendo. Convirtiendo un cuerpo sano en uno asesino.

*

Que el TAC confirme que no hay metástasis. Que el TAC confirme que no hay metástasis. Que el TAC confirme que no hay metástasis. Que el TAC confirme que no hay metástasis. TIC-TAC, TIC-TAC, TIC-TAC.

Los ojos de Fernando están tristes, pero él sonríe.

Una paciente espera impaciente.

*

Quince días después del diagnóstico, cuando los resultados de la resonancia y el TAC confirmaron que no había rastro de diseminación a distancia, que el cáncer no había alcanzado órganos ni huesos, supe que recibiría quimioterapia antes de extirparlo. Así podíamos ver cómo reaccionaba el tumor al tratamiento; también hacerlo más pequeño antes de operar. Tras oír la confirmación de la quimioterapia me cayeron dos lagrimones sin que pudiera hacer nada por contenerlos, y mira que lo pretendía. Mi hermana entró conmigo en la consulta, con su papel tan interiorizado que se sentó frente a las ginecólogas con bolígrafo y libreta dispuesta a salir de allí con el mejor titular de la entrevista. «Es que la quimioterapia da miedo», intenté excusarme. Las doctoras intentaron animarme, convencerme de que mi tipo de tumor, más agresivo, respondería muy bien al tratamiento. Que esto serían unos meses duros, sí, pero estaba comprando vida. Fue la primera vez que formulé una pregunta que llevaba días rondándome la cabeza pero que no me había atrevido a verbalizar por miedo, una vez más, a la respuesta. No fue un arrebato de valentía, es que ahora tenía más datos que ponían de mi parte la estadística. «No me voy a morir, ¿verdad?». La ginecóloga respondió sin titubeos: «Vas a curarte».

Sabemos desde crías que algún día vamos a morir, que la muerte nos acecha. Aprendemos desde muy pequeñas a evitar los peligros y mantenernos con vida. Pero no fue hasta que me diagnosticaron cáncer de mama que me enfrenté por primera vez a la idea de la muerte no como algo abstracto, sino a mi propia mortalidad sobrevenida. A la posibilidad de tener un tiempo finito tan desconocido que nadie puede asegurar que no esté ya en el final de mi vida. Solo cuando la enfermedad o la muerte nos atraviesa, tomamos conciencia. Quizás porque socialmente es más fácil vivir celebrando la vida que con preocupación por la muerte. Pero esa forma de vivir también crea una barrera infranqueable entre quienes han experimentado la realidad de su mortalidad y quienes todavía viven ajenos a ella, como una suerte de caverna donde se hace imposible una experiencia vital compartida con quien no ha visto también esa luz.

Después de que el volcán de la isla de la Palma empezara a escupir fuego, preguntaron a un vecino cómo podía haber construido su hogar allí. «No lo pensamos; si no, no se podría vivir», dijo. Lo que ocurría bajo sus pies era su propio elefante en la habitación, la posibilidad enterrada a la que no dedicar ni un segundo de sus pensamientos. Como el riesgo de tener un accidente de coche, que se caiga encima una rama o incluso que venga un meteorito. O enfermar.

Es un mecanismo universal de supervivencia, pero también una forma perversa de tener la mente distraída y de no prepararse para lo que pueda venir. Debe haber un equilibrio, una forma de poder vivir sin ser asfixiados por todas las posibilidades de sufrir desgracias pero permitiendo que esa posibilidad nos impulse a evitar los daños de su posible embestida. Como tener planes de evacuación ante un volcán en erupción. O preocuparnos porque nuestros gobiernos inviertan en sanidad y en investigación de las enfermedades que pueden cruzarse en nuestra vida.

*

Sábado 20 a las 9:00, PCR.

Lunes 22 a las 10:00, punción. A las 15:20, radiografía de tórax. A las 15:40, anestesista.

Martes 23 a las 10:45, cita en Ginecología.

Jueves 25 a las 9:30, SPECT en Medicina Nuclear.

*

Un centinela es un vigía que, empotrado en su torre, controla los alrededores de aquello que quiere proteger. Cuando crece un cáncer en un pecho, los ganglios de la axila se convierten en centinelas, algo así como la estación desde la que tiene que salir necesariamente cualquier célula maligna que quiera hacer turismo por mi cuerpo. Si las células asesinas deciden extenderse, tendrán que pasar necesariamente por ese punto. Lo aprendí en mi primera cita en oncología.

—Tengo la impresión de que una parte de tu tumor está encapsulado. Yo me plantearía hacerte una biopsia del ganglio centinela. Si no hay enfermedad en la axila, te daríamos una quimioterapia menos agresiva.

Un tumor *in situ*, encapsulado, atrapado, no puede infiltrarse por el cuerpo. La teoría de mi oncólogo explicaba que un tumor de un tipo tan agresivo y que ya había crecido siete centímetros no hubiera empezado su expansión, conquistando a su hospedador y condenándose a sí mismo a la muerte. Que estar aislado fuera lo que había impedido al cáncer extenderse era el broche perfecto para la metáfora social en que se había convertido mi cuerpo.

¿Qué tipo de tratamiento tendría que dejar entrar? La respuesta la tenía mi ganglio centinela. Si está limpio, la moneda cae por el lado bueno. Si no lo está…

*

A Medicina Nuclear entras sola, sin acompañantes, aunque apenas hay diferencias, porque tener cáncer durante una pandemia es estar sola la mayor parte del tiempo. Es una zona en el sótano llena de símbolos de radioactividad que se cierra con un sistema de puertas propio de cualquier laboratorio donde empieza todo en las películas apocalípticas. En Medicina Nuclear me inyectan un trazador radioactivo en el pecho que no me permitirá acercarme a embarazadas o niños pequeños en las próximas horas. De pronto me imagino radioactiva, brillando, levantando un coche con una sola mano y hasta sonrío por dentro. Ese radiofármaco empezará a viajar por mi sistema linfático emitiendo una señal radioactiva. Esa señal será la que guíe al equipo de cirugía que, con una sonda gamma, encontrará al ganglio desde el que se inicia la expansión por el cuerpo. Pienso que todo esto me resultaría realmente interesante si no fuera porque yo soy el ratón y mi cuerpo es el lugar donde ocurre el experimento. Ahora me imagino corriendo en una rueda.

Un quirófano es un lugar al que la mayoría entra por su propio pie. Te citan a una hora y llegas con tu bolsa preparada, la muda y el cepillo de dientes. Un señor uniformado, el celador, te recoge a la hora acordada en una sala en la que te despides de tus familiares, con todos los pensamientos más o menos delirantes, más o menos destructivos que ello supone, y te lleva a otra sala de espera en la que, ya sola y sin compañía, aguardas junto a otros preoperados a que llegue tu turno. Miras a tu alrededor intentando aventurar qué desperfecto tienen tus acompañantes en sus cuerpos, qué los trae por allí. Escuchas a un familiar que ha osado penetrar en la sala exclusiva para pacientes reclamando que no sabe nada de su padre, que «se lo llevaron a quirófano hace ya más de cinco horas y nadie ha dicho qué ha sido de él». La recepcionista hace llamadas, no consigue que nadie en quirófano le dé alguna pista. «A veces las intervenciones se alargan», dice, sin sonar muy convincente. El padre de este familiar es ahora un objeto perdido en un hospital. Te preguntas si tú también lo serás.

Al menos yo estaré dormida; si no vuelvo a despertarme no me enteraré. Y entonces piensas en tu familia, en Fernando. Y tratas de traer de vuelta unos pensamientos que ya están recreando escenas en las que un médico los informa de que no has despertado, con un «la hemos perdido» y todas esas frases con las que en las ficciones sobre médicos y urgencias le dicen a los familiares de esos desgraciados personajes secundarios que no ha habido suerte. Y ser secundaria significa que esta ni siquiera es una película sobre mi vida.

Antes de entrar a quirófano hay que cumplir con un exquisito código de vestimenta. Una bata, unas medias de compresión, unos patucos de plástico y la mascarilla. Te identifican con una pulsera. La miro una y otra vez para asegurarme de que soy yo, mi nombre, mi fecha de nacimiento. Me ponen una vía, me explican que voy a recibir anestesia, me preguntan si he cumplido las indicaciones de ayuno.

A la zona de la cirugía entro en silla de ruedas. Un celador me empuja a tal velocidad que tengo que agarrarme a las barras metálicas de los reposamanos, dejando que mi cuerpo se sorprenda a cada curva inesperada. La silla de ruedas es una forma de hacerte entender que en ese territorio no tienes capacidad de movimiento, otros te llevan porque tú ya no tienes control sobre tu cuerpo, ni siquiera puedes dar la orden básica de moverlo: ahora les pertenece a ellos, a los médicos. Y dices a todo que sí. Y accedes, obediente. En palabras de la ensayista, poetisa y filósofa Anne Boyer, «accedes con la esperanza de que la obediencia de ahora resulte en años en los que poder desobedecer más adelante».

Me despierto en la sala de postoperatorio, sentada en un sillón, con una venda bajo el brazo. Me han extraído dos ganglios. A muchas mujeres les extraen los ganglios en la misma operación en que despojan sus tetas de células asesinas o directamente las despojan a ellas de sus tetas. En mi caso, saber si los ganglios están afectados es fundamental para decidir el tratamiento, así que hay que sacarlos antes. Fuera del quirófano, mi cuerpo recupera su autonomía. Puedo salir de allí dando la orden a mis piernas, eligiendo el ritmo, la velocidad del paso.

Horas después estoy sentada en mi cama, dolorida por los puntos, mientras mis padres me hablan desde el salón. Recibo una notificación en el teléfono y la aplicación del hospital, que es ahora mi única red social, me indica que tengo un nuevo informe disponible. El estómago me da un vuelco. No digo nada. Me guardo para mí sola ese momento, el de leer en una hoja qué dice mi centinela, cómo de potente será el veneno que, de nuevo, sumisa, dejaré entrar en mi cuerpo. De qué lado caerá la moneda. Están afectados o no están afectados: parece como al cincuenta por ciento.

Disimulo y miro el móvil. Leo palabras que no entiendo. Hasta que llego a estas: «dos ganglios linfáticos libres de metástasis». Como ya desconfío de mi propia inteligencia, escribo a Amparo y le reenvío el informe. Y lo confirma: «¡Ganglios limpios! No están afectados por la enfermedad». Sentada en mi cama, dolorida por los puntos, grito a mis padres que me hablan desde el salón. Grito con euforia, la que llevo prohibiéndome sentir desde hace demasiados días. Y celebro. Y celebramos. Y envío mensajes. Y lloro. Y lloramos. Y no me importa si en casa del pobre dura poco la alegría, porque ahora estoy, estamos, alegres.

*

Pocas semanas después de mi diagnóstico, convencimos a mis padres para que volvieran unos días a casa a hacer un cambio de maleta y coger una muda. Fue entonces cuando murió mi tía Rosario. De cáncer. De cáncer de mama.

A ella la diagnosticaron en 2005. Un cáncer hormonal y con ganglios positivos, en un estadio alto, del que se curó. Una década después, unos dolores que se confundieron con lumbago le hicieron perder un tiempo indispensable. No hubo resonancia ni ninguna de esas pruebas que muestran en una pantalla una enfermedad invisible. Un año después, el diagnóstico fue una metástasis con la que convivió muchos más años de los que le auguraban algunos médicos.

Esa navidad me acerqué a verla desde la puerta, para evitar riesgos por la pandemia. Estaba muy delgada, encogida, como si su cuerpo quisiera acercarse cada vez más a la tierra. Pero con su sonrisa de siempre, entre pícara y cariñosa, como si supiera algún secreto privado que la divertía. Entre las dos siempre hubo un vínculo especial. Era mi madrina. Adoraba Madrid, donde yo vivía. Y siempre se mostró muy orgullosa de mi trabajo.

Que me diagnosticaran de cáncer de mama creó una especie de conexión extraña con ella. Cuando la nombraba, mi familia se afanaba en evitar comparaciones, supongo que para apartar de mí desenlaces dolorosos. Yo, en cambio, pensaba en ella, con sus dos hijos, sus nietos, sus siete décadas cumplidas… y sentía envidia. Lo que añoras ante el cáncer es la vida no vivida. Los planes, las ganas. Lo dado por hecho. Algunas noches incluso hacía una especie de pacto en mi cabeza, de ofrecimiento, de sacrificio incluso, aunque no supiera bien ni a quién o qué se lo estaba haciendo: «¿al menos hasta los cincuenta?».

No sé cómo le contarían que ahora yo también tenía cáncer, pero cuando supimos que el ganglio centinela no tenía restos tumorales quiso asomarse a la videollamada y mostrarme el gesto de celebración que tantas veces le había visto hacer tras un gol de su equipo. Y espetar un «quc lc dcn» llcno dc rabia contenida. Entendí perfectamente el subtexto de ese grito. Una pequeña victoria ante un viejo conocido que ya estaba empezando a apagarla. Hasta que se fue. Murió la víspera del día de San José, un 18 de marzo, y a mí no me quedó más remedio que tomarle el relevo, o así lo sentí al menos. Un relevo que no solo le tomaba a ella, sino a tantas mujeres que se han apretado los pechos, solas, incrédulas, mientras les decían que sus cuerpos eran unos asesinos.

II

«EL CÁNCER ES UNA ENFERMEDAD de probabilidad, y toda persona con cáncer puede verse como alguien que padece cáncer para que tú no tengas que hacerlo». La cita la leí mucho después de la consulta en que me ofrecieron un ensayo clínico, pero una idea parecida —más difusa y no tan limpia como la escribe Anne Boyer— me rondaba casi desde el principio: cuantas más seamos, desgraciadas nosotras, más vivas estaremos.

Así que cuando mi oncólogo me habló por primera vez de un ensayo clínico, mi primer pensamiento fue el de sentirme útil en la inutilidad de un cuerpo asesino, de ayudar a la ciencia a hacer avances de los que pudieran beneficiarse otras portadoras de células defectuosas en el futuro, así como yo disfrutaría de tratamientos probados por mujeres que también prestaron sus cuerpos en el pasado. Pero aquello no fue como yo pensaba.

Mi oncólogo me preguntó cómo estaba, y yo le dije que muy contenta después de mi ganglio negativo y la posibilidad de un tratamiento más suave. «Aun así, te vamos a ofrecer el ensayo clínico, que nos da opción a un tratamiento que es algo mejor. Mi idea es que firmemos hoy el consentimiento de cara a empezar con el tratamiento la semana que viene». Había hecho un esfuerzo para incluirme en un ensayo que en realidad iba dirigido a pacientes con cáncer HER2+ en un estado más avanzado que el mío, pero que creía que podía ser útil para mí.

Ya no oía. No escuchaba nada más. Me habían agarrado el pecho y no había forma de que me lo soltaran.

El tratamiento convencional, el que recibiría fuera del ensayo, se componía de dos quimioterapias, el carboplatino y el taxol, además de la inmunoterapia para mi mutación HER2, el pertuzumab y el trastuzumab; este último continuaría durante un año, incluso después de la cirugía.

El ensayo contenía tres brazos, tres posibles líneas de tratamiento. El primer brazo era el más parecido al tratamiento convencional, pero añadía el «beneficio» de continuar también con el pertuzumab tras la cirugía. «Esta sería mi opción preferida», me dijo el oncólogo. El brazo intermedio era como el primero pero con un fármaco de inmunoterapia extra, el atezolizumab, todavía no autorizado para el tratamiento del cáncer de mama. El último, además de todo lo anterior, suponía varios ciclos de antraciclinas —aunque, en ese momento, esa palabra no me decía nada—. El ensayo también implicaría más pruebas, biopsias y controles. Entrar o no en el ensayo era mi elección, pero la clave es que, una vez dentro, ni los médicos ni yo podríamos elegir el brazo de tratamiento: lo aleatorio es la única forma de evitar sesgos.

Tras escuchar la explicación a trancas y barrancas, noté cómo Fernando me apretaba la mano, en una especie de intento de traerme de vuelta a una sala que mentalmente ya había abandonado. Aquello me pareció una decisión imposible. ¿Qué sé yo de antraciclinas, de pertuzumab o de carboplatino? ¿Cómo puedo decidir mi propio tratamiento? O lo que es peor, ¿cómo puede decidirlo el azar? El médico me aseguró que cualquiera de las opciones estaría bien, que no me iban a privar del mejor tratamiento, pero yo era incapaz de entender cómo casaba eso con la posibilidad de recibir tres tipos diferentes.

«Si te toca el atezolizumab, te puedes exponer a estos efectos secundarios. Pero la ventaja es que tendrías el pertuzumab todo el año, que a día de hoy en España no está financiado», explicaba el médico en lo que a mí me parecía un idioma incomprensible. «No lo hagas por avanzar en la ciencia, sino porque puede haber un beneficio para ti», insistió, tras escucharme balbucear cosas sobre el deber moral y la obligación social.

A Fernando se le quedaron rondando en la cabeza esas ideas, y después de que nos enredáramos en efectos secundarios y ciclos, preguntó al oncólogo si había alguna forma de financiar nosotros mismos ese fármaco que solo podría obtener asumiendo el riesgo del ensayo. «No te sabría decir, pero hablamos de fármacos muy caros. Estamos hablando de que cada administración son unos dos mil euros, y son dieciocho», dijo. «Ese fármaco ha demostrado disminuir la tasa de recaída con ganglios positivos, que no es el caso de Miriam, pero queremos ver si puede dar beneficios también a personas como ella. No poner el pertuzumab tampoco es algo descabellado, si elegís no entrar en el ensayo yo tampoco os animaría mucho a hacerlo», insistió.

Salimos de allí con seis folios grapados en la mano y veinticuatro horas más para decidir. Yo los miraba y remiraba, perdida. En shock. Mi familia, que esperaba las buenas noticias que el ganglio centinela auguraba a esa consulta, se sorprendió al ver nuestras caras descompuestas. Yo iba masticando toda la información, pero no terminaba de tragarla. Mucho menos, digerirla.

Ya en casa, desplegué las seis hojas sobre la mesa. Las leí, las estrujé, traté de hacer esquemas. Lamenté no haber estudiado oncología, que era la única forma en la que se me antojaba posible que yo pudiera tomar alguna decisión con sentido. Y en el fondo sabía que la decisión estaba más que tomada, porque la forma en que habían sucedido los acontecimientos simplemente imposibilitaba para mí cualquier opción alternativa a la de dejar pasar el menor veneno posible, escoger lo menos dañino.

En casa ya nos habíamos vuelto locos. Mis padres me hacían preguntas para las que yo tampoco tenía respuestas, los nervios estaban a flor de piel y las conversaciones se tornaban en discusiones nerviosas donde nadie tenía mesura ni calma. Así que acudimos a Amparo.

El pertuzumab y el trastuzumab, los tratamientos específicos para mi tipo de tumor, tienen como peor efecto secundario la afectación cardiaca. Las antraciclinas, uno de los fármacos clásicos de oncología incluidos en el ensayo, también. «Si podemos evitar combinarlos, mejor. Pero si no hay más remedio, se dan juntos y con estricto control de la función cardiaca», me explicó Amparo horas después de esa consulta.

«El único que me preocuparía es el tercer brazo, porque la quimioterapia es muy potente y su toxicidad añadida es la que queríamos evitarte en función del ganglio. Es lo que me frena del ensayo», me dijo. «Es una decisión personal, el oncólogo no puede forzarte. Yo te llamo la atención sobre la posibilidad de caer en ese brazo, pero con la tranquilidad de que todos los pacientes van controlados al dedillo».

Mi hermano también consultó a una conocida, que envió la información a un equipo de oncólogos. «Todos coinciden, dada la edad y los factores pronósticos (sobre todo HER2 puro) en que entre en el ensayo. El tratamiento, incluso en el brazo que lleva más quimio, es secuencial, así que los efectos secundarios son soportables», le respondieron.

Durante días había puesto mis esperanzas en una prueba, la del ganglio centinela, con el convencimiento de que su éxito me salvaría de un tratamiento más duro. Fue lo que me dijo el médico y a esa idea me agarré con todas mis fuerzas. La prueba salió bien. Pero ahora me planteaban la posibilidad de que aquello de lo que intentaba huir, ese tratamiento más agresivo, me tocara de forma aleatoria. Yo, que en ese momento ya no confiaba nada en el azar. Sin embargo, cuando me inclinaba por desechar el ensayo llegaba el sentimiento de culpa: ¿y si estaba renunciando a algo que necesitaba la ciencia? ¿Y si estaba dejando que decidiera mi miedo? ¿Y si, con el tiempo, me acordaba de este momento y pensaba «si hubiera aceptado el ensayo…»?

Fui incapaz de escoger el ensayo, incapaz de ceder al azar, de dejar que se definiera mi tratamiento como una cuestión de buena o mala suerte. De una u otra forma, esas veinticuatro horas fueron un infierno dentro del infierno. Pienso mucho en si no hubo otra forma de plantearlo, otra forma de enfrentar a un paciente a tal dilema. Siempre la hay.

*

«La enfermedad es el lado nocturno de la vida, una ciudadanía más cara. A todos, al nacer, nos otorgan una doble ciudadanía, la del reino de los sanos y la del reino de los enfermos. Y aunque preferimos usar el pasaporte bueno, tarde o temprano cada uno de nosotros se ve obligado a identificarse, al menos por un tiempo, como ciudadano de aquel otro lugar».

Susan Sontag escribió *La enfermedad y sus metáforas* en 1978. Era la primera vez que se le hacía de noche por un cáncer, un tumor de mama con metástasis en el sistema linfático. Ella tenía cuarenta y dos años y las estadísticas de entonces le arrojaban un mísero 25 % de probabilidad de estar viva cinco años después. Pero se salvó. En el camino se dejó las mamas, los músculos del pecho y los nódulos linfáticos de las axilas.

Su cuerpo asesino volvió a la carga a los cincuenta y siete, cuando empezó a orinar sangre. La salvó una quimioterapia tremendamente agresiva. A los setenta y uno, las secuelas del veneno le provocaron un nuevo cáncer, esta vez en la sangre. Este sí se la llevó. Cuenta su hijo que Sontag se resistía, jamás se reconcilió con la idea de la muerte —¿quién podría hacerlo?—. Al fin y al cabo, había contenido por dos veces a su cuerpo asesino.

En su ensayo compara su enfermedad con la tuberculosis, cuyos tratamientos resultaban tan ineficaces que padecerla significaba «el robo implacable e insidioso de una vida». Hay optimismo en las páginas en las que Sontag evoca un futuro en el que nadie muera de cáncer, como ya nadie muere de tuberculosis. La leo treinta y cinco años después sin saber si el cáncer me matará. Y, mientras veo cómo se le revuelven las entrañas a cualquiera que escucha la palabra «cáncer», oigo sus palabras en mi cabeza: «el robo implacable e insidioso de una vida».

*

Me han diagnosticado cáncer y me ha bajado la regla. Me duele la cabeza. Necesito un paracetamol, pero no sé si puedo tomármelo. ¿Interfiere el paracetamol con el cáncer? Hasta las cosas más cotidianas dan miedo. Cualquier enemigo antes menor, como un dolor de cabeza, es ahora capaz de infundir el mayor de los temores.

*

Mi madre se obsesionó con los frutos rojos.

Yo me obsesioné con el azúcar.

Ni un dulce, ni un capricho. Ni hamburguesas, ni pizzas, ni ultraprocesados. Ni una gota de alcohol.

Me apunté a un taller online de alimentación y cáncer. Una de las diapositivas titulada «Beneficios de mantenerse activo durante el tratamiento» estaba ilustrada con dos ancianos sentados en unas bolas azules gigantes, sonrientes y con pequeñas pesas en las manos. Una mujer preguntó si podía seguir comiendo su onza de chocolate cada noche. «Mejor si es chocolate negro», contestó la nutricionista. Yo pregunté por el café. La misma mujer hizo un aspaviento y señaló que ya lo que faltaba es que le quitaran el café. Me lo dijo como un reproche, como culpándome de que al mencionarlo hubiera tentado la suerte. La nutricionista me respondió que no había evidencia científica de que el café supusiera ningún problema. La mirada airada de la mujer se relajó y yo me sentí un poco más estúpida.

Hablaron de tenedores de plástico para evitar el sabor metálico con la quimioterapia y de ensaladas frías que tener preparadas cuando llegaran las fatigas. Hablaron de comer sano, de dieta mediterránea. De evitar supuestas recetas milagro y falsas terapias, «ningún alimento cura el cáncer», repetía la nutricionista. De la importancia de una dieta equilibrada y de evitar complementos alimentarios que no hubiera recetado el médico, y de cómo en la relación entre alimentación y cáncer sigue faltando evidencia científica. De cómo lo que comemos influye en la aparición de los tumores, pero una vez formados, no hay nada de lo que ingerimos que pueda combatirlos. O al menos —insistía ella— no hay evidencia científica.

Tomé muchos zumos de frutos rojos aquellos días. A la mierda la evidencia científica.

*

Desde los diecisiete hasta los treinta, con periodos de intermitencia, fui fumadora. Nada más cumplir los treinta, me resfrié y pasé varios días sin tabaco. Mi empresa acababa de mudarse de sede y yo todavía no había asociado los cigarros a ese nuevo espacio. Así que aproveché. Seguí sumando días sin tabaco, aunque dejara de dolerme la garganta. A la semana, regalé lo que me quedaba de paquete. Y tiempo después empecé a contar que había dejado de fumar, ese compromiso verbal con el resto que convierte un intento secreto en una realidad.

Cuando me diagnosticaron, solo podía pensar en lo que habría sido recibir aquella noticia con un pitillo en la boca. La culpabilidad. El horror de sumar al horror del cáncer el de tener que dejar el tabaco. Di gracias por haberlo hecho años antes. El tabaco causa cáncer, y de eso sí que hay evidencia científica.

*

El reservorio subcutáneo es un dispositivo de acceso directo a las venas en las que se administran fármacos intravenosos como los de la quimioterapia y la inmunoterapia, más cómodo y con menos riesgo de infecciones. «Intravenoso» me retumba en la cabeza. ¿Cómo es posible que no haya otra forma de administrar el tratamiento? ¿Por qué no hay pastillas o sobres, o incluso una inyección? La idea de permanecer durante horas con las venas pinchadas enchufada a un gotero me revuelve las tripas.

Me imagino que soy una de esas niñas a las que a veces se les oye gritar dentro de las consultas. Que lloro, que digo «no», que me retuerzo en la silla. Que salgo corriendo sin que nadie pueda cogerme. Que me voy lejos. Pero recuerdo que soy adulta y la pataleta muere sola en mi cabeza.

Escuché hablar del reservorio por primera vez apenas unas horas antes de que me lo introdujeran en el brazo. Tumbada en un pequeño quirófano de enfermería, con la cabeza mirando en sentido contrario a mi brazo expuesto, Gloria, una enfermera que resultó ser paisana, conversaba con mi madre, que contemplaba la escena sentada en una silla. La notaba nerviosa, y sus ojos agachados por la tristeza y la falta de sueño me agitaban por dentro, pero agradecí que estuviera y que su conversación con la enfermera me permitiera a mí estar en silencio.

Tras el pinchazo de la anestesia no volví a sentir nada. Gloria y mi madre hablaban de la pandemia —no la del cáncer, sino la otra— y de cómo algunas personas seguían sufriendo covid persistente. Con el bisturí en la mano y trabajando sobre mi brazo, Gloria señaló que ella era una de esas personas, y que entre los síntomas que experimentaba estaba no ser capaz de concentrarse como antes de contraer el virus. No es lo que alguien espera escuchar de la persona que le está conectando un catéter a las venas, pero mi madre no pareció percatarse de aquel desafortunado comentario y continuó nerviosa con la conversación. Yo seguía sin sentir nada, solo las tripas.

Cuando Gloria terminó, me explicó que había vuelto a cerrarme la piel con pegamento. Me miré, incrédula, y efectivamente allí no había puntos, la piel estaba literalmente pegada. Debajo se apreciaba algo, como un botón. Recordé escenas de películas en las que unos bichos se introducían bajo la piel de sus huéspedes, pero intenté asentir y sonreír, enviarle su amabilidad de vuelta, y le di las gracias.

Gloria tapó la herida y me explicó que los únicos riesgos a partir de ahora eran posibles infecciones, obstrucciones y coágulos, pero que estos eran poco frecuentes. Traté de no sumarlos a mi lista ya sobrepasada de miedos mentales. Insistí con mi sonrisa, obediente y sumisa, en darle las gracias.

Me dijo que le enviara una fotografía cuando me retirara el apósito unos días más tarde para ver cómo evolucionaba la herida. Se despidió de mi madre, cariñosa, y dijo una frase que yo repetiría muchas veces en los meses siguientes a familiares y amigos: «Al cáncer de mama van a dejar de llamarlo "cáncer": se cura tanto que ya es más bien solo una patología». Yo agradezco que se llame «cáncer»: sé dónde estoy, qué me juego, quién me trata. Pero me la guardé para repetirla una y otra vez: «Si van incluso a dejar de llamarlo "cáncer"», «la supervivencia es tan alta que es una patología, no es un cáncer cáncer». Por aquella frase le estoy profundamente agradecida.

*

Si hubiera nacido un siglo antes, ahora estaría muerta. La idea me ronda continuamente en la cabeza. Nacer en tiempos de mi abuela: diagnóstico, lamentos y nada más. Muerta. Asesinada por mi propio cuerpo. Una sola célula tumbando a un ecosistema completo.

Hubo un tiempo en que se pensaba que el cáncer de mama era un bicho con patas, una especie de cangrejo, que iba corroyendo el organismo. Un zaratán que va royendo la carne de los pechos hasta hacer morir a sus portadoras. Las mujeres se aplicaban sobre el seno enfermo emplastos de hierbas, cenizas de múrice con miel, e incluso un trozo de carne cruda para alimentar al bicho.

La oncología médica como especialidad es apenas una cincuentona, nació allá por los años setenta.

En *El emperador de todos los males*, Mukherjee recuerda que la forma en que se enfrentaba al cáncer antes de los fármacos —y aún hoy— no dista mucho del modo en que lo hizo la reina persa Atosa, que «en un arranque de furia nihilista y presciente, hizo tal vez que un esclavo cercenara su pecho enfermo con un cuchillo». Cortar, arrancar, extirpar.

Los tratamientos del cáncer de mama son metódicos y estructurados. Envenenar, cortar, quemar. Cortar, envenenar, quemar. Dependiendo del tipo maligno que crezca en tu cuerpo, el orden será uno u otro, aunque el resultado no siempre sea el mismo. Curarse, ser enferma crónica o morir. Si es pequeño, primero se extirpa, después se envenena y, por último, se radia. Si es demasiado grande, se le ataca con veneno antes de extirparlo.

La quimioterapia tiene su antecedente en un arma de guerra química que mató a más de noventa mil personas en la Primera Guerra Mundial: el gas mostaza. Ya en 1943, en la ciudad italiana de Bari, un buque americano con cien toneladas de gas mostaza se hundió tras un bombardeo, dejando expuestos a la sustancia a miles de ciudadanos. El impacto destructor del veneno sobre los leucocitos abrió la puerta a que pudiera destruir también las células cancerosas, y comenzaron los ensayos clínicos.

A finales de los sesenta, la quimioterapia combinada, nacida de derivados de aquel gas mostaza, logró que por primera vez un tumor remitiera sin necesidad de ser extirpado y el cáncer pasó a ser visto como una enfermedad curable.

Algo más de medio siglo después, voy a recibir quimioterapia. Voy a dejar que se introduzca en mi cuerpo un nieto del gas mostaza.

*

Un ciclo de tratamiento son infusiones intravenosas de taxol, carboplatino, trastuzumab y pertuzumab. Una semana se administran los cuatro. A la semana siguiente, solo el taxol. La tercera es de descanso, así que el siguiente ciclo llega veintiún días después. Si todo va bien, me han prescrito seis ciclos. Más de cuatro meses de tratamiento.

*

Uno de los apartamentos que habitaron mis padres en aquellas semanas en que fueron nómadas estaba en el piso trece del Palacio de la Prensa de Madrid. Era un edificio en obras, cubierto por una lona traslúcida que tiraba hacia abajo de los siempre prohibitivos precios de alojarse allí. Hasta entonces habíamos evitado los ascensores, espacios pequeños de esos en los que el coronavirus hace su agosto, pero alcanzar el piso trece sin valerse de uno de ellos era una tarea prácticamente imposible.

En la víspera de mi primera sesión de quimioterapia, quise desafiar a mi cuerpo. Empecé a subir los escalones uno tras otro, uno tras otro, girando en cada piso, sintiendo el corazón acelerado, el pulso disparado, la falta de aliento. Pero sin detenerme. No sé qué quería demostrar. Tampoco a quién. Pero en esos días hice muchos pactos como ese: llegar al piso trece sin desfallecer, comer sano hasta el extremo, no quedarme hecha un ovillo en la cama. Algo así como un «yo mando en mi cuerpo», un cuerpo de células insurrectas que había decidido traicionarme.

*

Tener un factor de riesgo no es una condición suficiente para padecer la enfermedad. De hecho, en la mayor parte de los casos la enfermedad aparece como consecuencia de varias causas a la vez. En el 50 % de los casos de cáncer de mama no es reconocible ningún factor de riesgo.

¿Qué provoca el cáncer?

Leo una noticia: «Aumenta un 80 % el número de adultos jóvenes con cáncer». Esto es, menores de cincuenta años cuyas células comienzan a comportarse como si ya estuvieran deterioradas. En el reportaje habla una chica que tuvo cáncer de mama a los veinticinco. Apuntan a las causas: sedentarismo, alcohol, mala alimentación, no reproducirse… conforme las voy leyendo se me acumula la rabia. Me habría gustado que el artículo dijera «y lo cierto es que es mejor cuidarse, no solo para el cáncer, para la salud en general: pero no tenemos la más remota idea de qué convierte a una célula en autodestructiva, por qué a unos sí y a otros no, por qué el azar tiene tanto protagonismo en esta ciencia». La medicina apunta a causas que nos responsabilizan, que ponen a los pacientes en la diana de sus decisiones individuales: no comer sano, no hacer deporte, beber, fumar, incluso no haber tenido hijos todavía… pero la correlación está lejos de ser evidente. Una puede cumplir todos los estándares de salud y enfermar, o darse a la mala vida y morir de vieja. A veces me pregunto si estamos apuntando al sitio adecuado. ¿Qué hay de la contaminación? ¿Del estrés laboral al que sometemos al cuerpo? ¿De los carcinógenos a los que estamos expuestos? Quizás solo soy una enferma que busca culpar a otro de lo injusto. Quizás la respuesta no esté dentro ni fuera. Quizás la respuesta más certera es que aún no hay respuesta.

*

«Empiezo el martes. A las cinco estoy citada en mi hospital de día para la primera sesión. Antes de eso me voy a poner unas inyecciones una vez al mes para intentar proteger los ovarios, se llaman Zoladex. La verdad es que de la cita de hoy he salido animada y con ganas ya de empezar». 5 de marzo de 2021. 18:51.

«Mañana tengo la primera quimio, así que hay nervios pero también ganas de ver por mí misma cómo es esto y cómo me voy a sentir. A empezar a matar al puto bicho». 8 de marzo de 2021. 21:19.

«A las cinco la tengo. Tengo ganas de ver cómo es, igual a mí no me sienta tan mal, yo tengo esperanza y ánimo». 9 de marzo de 2021. 13:23.

«Aquí sigo, que hoy son cinco horas de tratamiento. A echarle paciencia. A las consultas sí me dejan entrar con alguien. A la quimio no, pero me siento muy acompañada. De momento es como si fuera en el tren. Se hace pesado pero lees, ves series…». 9 de marzo de 2021. 21:09.

«No lo quiero decir muy alto, pero estoy muy contenta. Fue una sesión larga, unas cinco horas y media, pero se me pasó muy bien (leyendo, me eché una cabezadita, viendo una serie en el móvil…). Y de momento no he tenido ningún efecto secundario. Esta mañana me he ido a caminar por el Retiro con mi madre y llena de energía. Aún es pronto y sé que a medida que avance lo notaré más, pero me he quitado el miedo de la primera, que es muy importante». 10 de marzo de 2021. 17:29.

«El martes tuve la segunda sesión de quimio, primer ciclo completado. De momento todo bien, pero llevo un par de días con la barriga suelta y no sé cómo actuar con la alimentación para cortarla. La comida me apetece y me sienta bien cuando la como, pero no dejo de ir al baño». 19 de marzo de 2021. 12:13.

«He vuelto al baño y hay sangre. Voy a acercarme a Urgencias y listo, así me quedo más tranquila». 19 de marzo de 2021. 16:06.

«Me hicieron analítica y todo eso y no hay rastro de infección ni nada preocupante. Efectivamente, Fortasec, dieta y a esperar que pase». 19 de marzo de 2021. 21:55.

«Se ve que la tripa solo me dio un poco de tregua... El sábado después de escribirte volví a ir una vez. Y ayer fue varias veces, no sé dónde estará todo el sólido que como... Esta mañana he vuelto a ir, y la tripa me suena como una feria. Estoy un poco desesperadilla ya... No sé si es normal que dure tantos días». 22 de marzo de 2021. 10:39.

«Tengo al lado a una chica nueva, su primer día. Y claro, le van poniendo todo despacito. Le han puesto taxol, como a mí (a menos que sea otro tipo de taxol), y le acaba de dar una reacción alérgica. Le han enchufado un fármaco y se ha quedado tranquila, pero estaba roja roja y como ahogada, he tenido que avisar yo. Le han dicho que es muy común. Qué suerte la mía con el tratamiento que ni me enteré (y sigo sin enterarme)». 30 de marzo de 2021. 18:08.

«Desde las dos hasta ahora en el hospital. Un poco coñazo pero ya arrancado el segundo ciclo y llevo un cuarto de tratamiento. Somos como diez o veinte personas separadas por boxes. Dos por box, digamos. Hoy he conocido a una chica de cuarenta y cinco años que era su primer día. Cáncer de ovarios y carcinoma en el abdomen inoperable. Está con tratamiento previo para vaciarle todo de ovarios y demás, pero el abdomen no se opera. Ella muy animada, pero qué heavy todo. Te sientes como mal diciéndole tu cáncer de mama. De pronto se hace como pequeñito e insignificante». 30 de marzo de 2021. 21:08.

«Ayer me di otra sesión de quimio y todo bien. Pero después del episodio de diarrea, estuve unos días estreñida y anoche fui al baño y había sangre. Acabo de volver a ir y hay sangre, pero esta vez bastante más llamativa y me he asustado un poco». 31 de marzo de 2021. 18:10.

«Perdona, que ayer a las 22:30 estaba durmiendo ya... Increíble. En principio que no me asuste pero que esté muy atenta a la sangre. Por lo demás, bien. Muy cansada y como con mucho sueño. Tengo asquito, pero cuando me pongo a comer, como bien. Es más la rabia de no saber si algo es importante o no, tener que estar pendiente de médicos, etc. La quimio es meterse un veneno que vuelve al cuerpo loco. Pero al menos a las hijas de puta de las células malas las revienta. Dame veneno que quiero vivir, dame veneeeeno». 1 de abril de 2021. 10:58.

«Parece que la tripa está bien hoy. Y esta tarde me he ido a dar un paseo incluso, estaba bastante animada para como suele ser este día, que siempre estoy más apática». 1 de abril de 2021. 22:18.

«Hoy te cuento que he ido al hospital de día a darme el tratamiento y me han mandado para casa porque en la analítica me han salido las defensas bajas. Me he llevado una sorpresa porque yo me sentía estupenda y con mucha energía, pero se ve que no es como estaban mis defensas... Me han citado el viernes y me han mandado dos inyecciones de zarzio para subirlas. Me dicen que es común que pase, pero claro, el sustito te lo das. Sobre todo porque el domingo volvió a darme otro episodio de tripa sin venir mucho a cuento, que estaba en la semana de descanso». 20 de abril de 2021. 20:36.

«Me han llamado del hospital, para vacunarme. Que mi oncólogo me ha puesto en el listado, pero no me han citado porque el viernes tengo quimio. Que seguramente será justo antes de la próxima quimio larga. Da un poquito de miedo, pero bueno. El riesgo de covid es bastante peor aunque no lo veamos». 26 de abril de 2021. 21:08.

«Me pongo la primera dosis en un ratito. Más cerca de poder veros y compartir una terracita (yo con agua mineral, eso sí). Se me saltan las lágrimas, lo juro, qué ganas. Creo que me ponen Moderna, cómo me conocen. De todas formas los efectos secundarios son parecidos a los que ya tengo de la quimio, no voy a distinguir». 5 de mayo de 2021. 11:39.

«Regular, ahora un poco mejor pero la noche ha sido un poco regular. Calores, fatiga… Yo creo que esta vez me habrán venido los síntomas de noche y por lo que sea es peor porque no puedes reaccionar, tomar algo para aplacar, etc. Voy a hacer el esfuerzo de vestirme ahora e ir a Correos por ver si moverme me ayuda». 19 de mayo de 2021. 11:35.

«Dudas para el oncólogo: si puedo usar la piscina, tiempo entre última quimio y la operación, si hay que interrumpir el trastuzumab, dolor al tocarme el pecho, cuándo termino tratamiento». 4 de junio de 2021. 12:15.

«Quedándome un mes de quimio solo, los interiores mejor me los ahorro, que es lo que putea las defensas. Tampoco nada de piscina, porque estoy débil y soy propensa a las infecciones… No pasa nada, pasadlo muy bien y ya prontito nos vemos». 5 de junio de 2021. 16:45.

«El lunes me tocaba tratamiento, pero me lo retrasaron una semana porque tenía las plaquetas en 86 000. Este lunes he vuelto a ir y parece que mejor, pero ahora eran las defensas las que estaban bajas y me han puesto el ciclo sin uno de los tratamientos, el carboplatino. Y me han dado tres zarzios. Es un poco frustrante porque yo no puedo hacer nada por mis plaquetas/defensas, y me da rabia no haberme podido poner los cuatro tratamientos». 14 de junio de 2021. 13:55.

*

«A la historia solo parecen preocuparle los hechos, las emociones quedan siempre marginadas. Pero yo observo con ojo de escritora, no de historiadora», Aleksiévich.

Algo parecido ocurre con lo médico. La medicina a menudo trata enfermedades y no a las personas que las padecen.

*

La hermana de mi mejor amigo es investigadora.

La víspera del día que mi mejor amigo se casaba coincidí con su hermana en la fiesta previa. En tantos años de amistad, había escuchado de su hermano las historias de cómo se doctoró *cum laude*, de la estudiante tan brillante que era, de cómo el Estado no cuidaba de las investigadoras como ella y tenía que marcharse fuera, con becas, para seguir trabajando, de cómo acabó en Navarra estudiando el cáncer de hígado gracias a la financiación de la Asociación Española contra el Cáncer.

En un momento en que coincidimos juntas sentadas a la mesa, las dos nos dijimos mucho del vínculo que manteníamos —yo como enferma, ella como investigadora—, con las pocas palabras de quienes saben de qué se está hablando sin siquiera tener que hacerlo. Nos agarramos la mano, se me humedecieron los ojos. Ella me contó que estaban tratando de diagnosticar de manera precoz el cáncer de páncreas, uno de los más letales para sus portadores. Cuando hacían un diagnóstico precoz de una persona aparentemente sana y este acababa confirmándose meses después, sabían que estaban haciendo un buen trabajo. Así que en cierto modo la confirmación de un cáncer les causaba una alegría macabra de muy difícil digestión.

El cáncer de mama es tan habitual, tan frecuente, que es también uno de los que más inversión e investigación recibe.

Los datos dibujan un mapa del cáncer que evidencia que hasta en la desgracia de un cuerpo asesino hay clases y no todos, todas, somos iguales. En España, la probabilidad de que una persona diagnosticada de cáncer de mama siga viva cinco años después es del 85.5 %. La del cáncer de tiroides es del 93.1 %; del melanoma cutáneo, del 88.9 %, y la del linfoma de Hodgkin, del 82.6 %. Pero la tasa de supervivencia del cáncer de páncreas es de apenas el 10 %; de esófago, del 15.7 %, y el de hígado, del 16.2 %.

Insisto: el cáncer es una enfermedad de probabilidad y estadística, y cuantos más seamos, desgraciados nosotros, más sabremos de células malignas y más vivos estaremos. Cuantos más enfermos, más sanos.

*

En todo este proceso he pensado muchas veces en lo macabro de haber vivido tanto tiempo de espaldas a esa idea, en cada cigarrillo fumado, cada noche de copas consumidas, cada verano tostada al sol, cada día sedentario trabajando en una silla. Probablemente no hay mucho que yo pudiera haber hecho para evitar el desenlace, pero la Organización Mundial de la Salud estima que entre un 30 y un 50 % de los casos de cáncer pueden prevenirse con hábitos saludables o con sistemas de detección precoz. Algo así como haber comprado menos papeletas cuando se juega a la lotería. Pienso en cuántas de las mujeres que conozco saben cómo tocarse las tetas, cuántas se han hecho una mamografía. Preferimos vivir ignorando al elefante.

Si entre un 30 y un 50 % de los casos de cáncer pueden prevenirse, ¿estará el mío dentro de ese porcentaje? A los treinta y seis años, cuando el doctor Paul Kalanithi conoció que padecía un cáncer en estado avanzado, señaló: «Mi relación con las estadísticas cambió tan pronto como me convertí en una».

*

No me quiero morir.
 No me quiero morir.
 No me quiero morir.

*

«En el campo de concentración, el consentimiento no existe». Se lo dice Silvia Labayru a Leila Guerriero en *La llamada*.

«Bajo amenaza de muerte, consentir es resistir», afirma la socióloga argentina Inés Hercovich, citada también por Labayru a Guerriero.

La ley define el consentimiento informado como «la conformidad libre, voluntaria y consciente de un paciente, manifestada en el pleno uso de sus facultades después de recibir la información adecuada, para que tenga lugar una actuación que afecta a su salud».

He firmado muchos consentimientos informados. Para recibir anestesia, para someterme a sueros de quimioterapia, hasta para dejarme atravesar el pecho por un arpón. No tengo claro que lo haya hecho «de forma libre, voluntaria y consciente». Sé que no lo he hecho «con la información adecuada».

Nadie me ha obligado a firmar, no he sido coaccionada, podía no hacerlo: irme a casa, negarme al tratamiento. Dejarme morir. ¿Podía no hacerlo?

¿Qué es consentir? ¿Qué es prestar consentimiento? Más que consentir, he delegado. He consentido que sean otros los que decidan de forma libre, voluntaria y consciente, y con la información adecuada, qué hacer con mi cuerpo.

Consentir supone que hay elección, que siempre hay elección, pero yo no la tengo. Consentir tiene que ver con el deseo, con hacerse responsable, con tener la opción de retirar ese consentimiento.

El día que firmé el primer consentimiento informado, anoté en mis apuntes: «¿Cómo no prestar el consentimiento a aquello para lo que los que sí se han formado creen que es más conveniente?».

Más que consentir, yo cedo.

*

David Servan-Schreiber descubrió que tenía un cáncer cerebral mientras investigaba con su compañero Jonathan en la clínica para la que ambos trabajaban. A Schreiber lo curó la quimioterapia, pero, al terminar su tratamiento, su médico le dijo que siguiera con su vida, que no se preocupara por el cáncer y, si este regresaba, lo cogerían a tiempo. Unos años después, el tumor regresó, y lo hizo con más fuerza. «Nadie me dijo que había algo que podía hacer para ayudarme a mí mismo», explica con sus brillantes ojos azules en el documental *The C Word*. «Me di cuenta de que estaban haciendo todo lo posible por destruir a las células cancerígenas de mi cuerpo, pero no estaban ayudando a mi cuerpo a resistir al cáncer». La cinta es un viaje por la investigación de Schreiber para averiguar cómo detener al cáncer antes de que aparezca y no después. El científico encontró cuatro palabras mágicas, o más bien cuatro obviedades: nutrición, ejercicio físico, toxinas y estrés.

Una forma simple de explicar sus hallazgos es la siguiente: todo el mundo tiene células anormales en su cuerpo, células rebeldes, cancerosas. O dicho de otro modo: todos los cuerpos son potencialmente asesinos. Las células inmunitarias, o células T, tienen la misión de destruir a las subversivas, a las ovejas descarriadas. En esta labor del sistema inmunitario se basan las terapias dirigidas que hoy salvan más vidas: por ejemplo, el trastuzumab, el anticuerpo monoclonal que he tomado durante un año, se pega a las proteínas HER2 que están en las células cancerosas y evita que estimulen su crecimiento. La teoría de Schreiber es que el estilo de vida, sus cuatro palabras mágicas, pueden ayudar a que las células inmunitarias mantengan a raya a las rebeldes o que estas acaben gobernando el cuerpo.

Pero siempre hay un pero.

Averiguar qué porcentaje de los cánceres son evitables cambiando los hábitos de vida es una tarea imposible. Hay quien habla del 70 %. Otros lo reducen a un 30 %. En ambos casos, es imposible saber si tú estás en el lado excepcional de la estadística.

Hay algunas verdades científicamente demostradas, como que la obesidad es un factor clave en el desarrollo de un cáncer. O que el ejercicio moderado aumenta el porcentaje de supervivencia en cáncer de mama al 50 %.

«No se trata de beber zumo de granada o té verde, una única cosa no marcará la diferencia. Hay que cambiar el estilo de vida», insiste en pantalla el Schreiber trajeado que ha superado dos cánceres cerebrales, con los mismos ojos azules.

Cuando el alcalde de Nueva York Michael Bloomberg inició su cruzada para explicar su decisión de prohibir los refrescos azucarados de gran tamaño en restaurantes o cines y combatir así la obesidad, recibió la ira de la industria. «No es asunto del alcalde cuántos refrescos bebe la gente», decía en televisión un lobista. Es algo parecido a lo que ocurrió con la industria del tabaco, cuyos magnates aparecían en televisión fumando cigarrillos y apelando a la libertad de los fumadores. Algunos de ellos acabaron muriendo de cáncer de pulmón.

Me acerco con escepticismo a cualquier discurso que no ponga por delante lo azaroso de que yo haya enfermado. Lo contrario me parece culpar a la víctima.

Pero siempre hay un pero.

Ignorar la evidencia, por poco determinante que sea, es querer seguir ciega a la realidad de que fui parte del problema. O que, al menos, puedo ser parte de la solución.

«La forma en que vivimos condiciona la forma en que morimos», dice Schreiber. La cita es, por su sencillez, de una obviedad abrumadora.

III

EL CÁNCER NO TIENE PRISA. Se toma su tiempo, discreto, en silencio. Ser paciente de cáncer es un homónimo cargado de ironía. Prisa es lo que yo tampoco tenía antes de convertirme en paciente. Hasta que me vi intentando encajar el golpe del diagnóstico con la nevera llena de inyecciones y la cabeza de términos como reserva ovárica, criogenización de ovocitos o daño ovárico irreversible. Este último viene a decir que la quimioterapia, el veneno que mata a las células cancerígenas, puede cobrarse otras víctimas. Como la posibilidad de ser madre.

De nuevo, la estadística: cuanto más mayor, menos resistentes son los folículos al efecto del tratamiento. O que, incluso en mujeres sanas, a partir de los treinta y cinco las posibilidades de embarazo se ven drásticamente reducidas. O que la tasa de parto por cada ciclo de fecundación in vitro con óvulos propios es del 13 %. Así que la naturaleza nunca estuvo muy de acuerdo en que no tuviéramos prisa. Esta es otra construcción social de la que gran parte de mi generación es en cierto modo víctima: la idea equivocada de una fertilidad a la carta y unos avances científicos que nos permitirán ser madres en cualquier momento de nuestra vida.

La insistencia de mi hermana y la recomendación de la ginecóloga de que nos informásemos cuanto antes me llevaron, unas semanas antes de empezar el tratamiento, a la Unidad de Reproducción Asistida del hospital sin cita previa. La ventana de oportunidad para preservar mis óvulos se abría solo en el escaso tiempo que necesitaba el equipo de Ginecología y Oncología para hacer las pruebas pertinentes y diseñar el tratamiento.

Cuando le expliqué a la recepcionista que me acababan de diagnosticar cáncer rápidamente me gané su atención. Entre la compasión y la empatía hay una línea tan fina que agradecer la amabilidad del otro convive con cierta incomodidad y rechazo ante la lástima con la que sus ojos te miran. A los pocos minutos ya estaba en consulta y, en la estricta soledad del protocolo covid, intentando memorizar el cuándo y el cómo de cada una de las inyecciones que la doctora simulaba ponerse como si fuera una azafata de vuelo mientras marcaba indicaciones en una hojita. «Esta noche te pones la primera inyección, estás en el momento ideal, y ya confirmará el comité de tumores que puedes esperar a hacer el tratamiento de fertilidad completo». Yo asentía, y de verdad que me esforzaba por entender algo de lo que allí estaba pasando, pero esos días era poco más que un zombi que concentraba todos sus esfuerzos en caminar erguida.

La primera aguja que se introdujo en mi vientre lo hizo con más fuerza en Fernando. En ese «más difícil todavía», las fórmulas de los compuestos tienen que disolverse justo en el momento en que van a clavarse en la barriga, así que a las labores de enfermero improvisado hay que sumar las de científico especialista. Toda la familia se colocó alrededor de Fernando, que tomó las riendas de una situación que antes habría sido impensable. Él, que se revuelve con solo oír hablar de sangre o analíticas. Que se marea si le tienen que poner una vía. Ahí estaba, resistiendo a la presión de varios pares de ojos que miraban todos sus movimientos, al temblar del pequeño frasco entre sus dedos titubeantes y a las miles interpretaciones de un prospecto que probablemente necesitaba de la explicación que fui incapaz de retener en la consulta de Ginecología. Cuando la aguja estaba lista y yo tumbada sobre el sofá apretándome el pellizco de la barriga, mi madre se la cogió de las manos y fue ella la que la clavó en mi barriga. Fernando desapareció de la habitación. Después supe que tuvo que apartarse de la vista de todos porque se había mareado. Fue otro de esos momentos que se guardó para él solo, incapaz de que su sentir restara un ápice de concentración al mío. Apenas sé nada de cómo pasó él aquellos días. Ahora puedo imaginarme su miedo, tanto o más grande que el mío, tan desbordante que me hacía imposible abarcar cualquier otro ajeno.

En esos días yo solo miraba cómo la tristeza se había apoderado del rostro de mi madre sin que nada pudiera disimularlo. Pidió una baja en el trabajo y pastillas para dormir. También cómo mi padre pasaba la mayor parte del tiempo abstraído mirando vídeos en su móvil. Es curioso cómo cada persona responde de manera diferente al dolor. Mi hermano, a dos mil kilómetros, lidiaba con la distancia y con mis dos sobrinos: el mayor empezaba a comprender que la tita estaba enferma y a hacer preguntas sobre la vida y la muerte. Tiempo después supe que mi hermana había empezado aquel año, el de la esperanza de la vacuna para poner fin a la pandemia, con el propósito de ser madre. A sus treinta y siete años, había pospuesto demasiadas veces una decisión que siempre aguardaba un momento correcto que no terminaba de llegar. Mi diagnóstico impactó indudablemente en mi vida, pero también en la de ella, incapaz de quedarse embarazada mientras la abrumaba la preocupación y el sufrimiento. Ser madre forma parte de lo dado por hecho, de esas visitas al futuro con las que la imaginación fantasea desde niñas. Hasta que la vida se impone. Hasta que se impone la muerte.

Aquellas fueron dos semanas de inyecciones diarias, ni siquiera la misma cada día, nerviosa desde minutos antes de que llegara la hora. Salvo el primer pinchazo, todos vinieron de los dedos de Fernando. Yo fui incapaz de ponérmela a mí misma. Miraba al televisor con el mismo fingido interés con el que me mantenía despierta esos días mientras dejaba que fuera otro el que bregara con mis cuidados. ¿Qué será de las personas que no tienen quien las cuide?

*

La primera vez que mi hermana intentó quedarse embarazada tuvo un aborto. El embrión que le habían transferido agarró bien en su útero, pero varias semanas después se quedó sin latido. En su siguiente intento, la han llamado del laboratorio para informarle de que «el resultado de la beta ha sido negativo», que es la forma en que una empleada de laboratorio sin empatía te dice que no estás embarazada, que el proceso no ha ido bien. Te lo dice ella y no tu médico, que solo te llama cuando el resultado es satisfactorio. Nadie quiere ser portador de malas noticias, pero mi hermana habría necesitado mirarlo a los ojos, sentir que él también se hacía cargo de lo que había ocurrido.

El cuerpo de mi hermana no ha dado signos de ser un asesino, pero se resiste a albergar vida. Otros muchos cuerpos, maltratados por sus dueñas a base de alcohol, estrés, falta de sueño y pastillas estimulantes, se embarazan con una facilidad pasmosa, mientras el de mi hermana, mimado con gimnasio y vitaminas, parece haberse roto.

No hay nada más difícil que instalarse en un porqué que no tendrá respuesta. No importa cuánto leas, cuánto busques, cuántas causas estúpidas asocies a las consecuencias, porque la realidad es que abandonarás el porqué por puro aburrimiento, supervivencia quizás, con la cabeza baja y derrotada.

La medicina y la salud son una ciencia. Y a mí a veces me da la risa. Aquí dos más dos no son siempre cuatro, y hay excepciones que acaban formando nuevas reglas. Como la de que vencer a un cuerpo suicida es aceptar que la única pregunta posible no es por qué, sino cuándo.

*

Leo en un reportaje de RTVE:

> El retraso generalizado de la edad de maternidad ha aumentado de «manera significativa» la incidencia del cáncer de mama en nuestra sociedad. «A día de hoy sabemos que el único factor protector del cáncer de mama es tener un embarazo antes de los veinte años. Disminuye el riesgo de tener un cáncer de mama hasta en un 50 % a lo largo de tu vida», elabora Bermejo, que reconoce que eso «no lo cumplimos ninguna a día de hoy». Además, el embarazo «después de los treinta años aumenta el riesgo de cáncer de mama, por los cambios a los cuales se somete la glándula mamaria».

*

Una revisión ginecológica es una cita habitual para cualquier mujer de más de veinte años. Después de un cáncer de mama a los treinta y tres y con treinta y seis años cumplidos, la revisión ginecológica también es un reloj enorme y pesado que cae sobre tus hombros y al que apenas le queda arena que volcar al otro lado. A la revisión de marzo de 2024, en la que se cumplen dos años desde que terminé mi tratamiento, llego pensando en ese reloj. El oncólogo ha dejado en mis manos intentar ser madre, y es con mi ginecóloga con quien quiero abordar un asunto que, desde el momento en que ha vuelto a estar bajo mi impulso y libre albedrío, se ha vuelto mucho más pesado.

Yo quiero ser madre. O al menos, quería serlo. Pero la persona que yo era hace un año no es la misma que soy ahora. Como tampoco la que era hace un año es la misma que fui antes del cáncer. Esta nueva yo que empieza a recuperar parte de la vida que le habían arrebatado es mucho más egoísta, no está dispuesta al altruista acto de amor de entregar tu cuerpo a otro, someterlo de nuevo a tratamientos médicos y renunciar a la autonomía de que solo tu supervivencia dependa de ti.

Pero en la cita ginecológica de hoy solo quiero saber cuáles son mis opciones. Porque a la biología no le importa que un cuerpo asesino te haya arrebatado años de vida y sigue su curso. Y ahora ese cuerpo que hace tres años estuvo dispuesto a autoinmolarse tiene cada vez menos tiempo para ser capaz de engendrar vida.

Tumbada en la camilla y con las piernas abiertas, las dos médicas que miran la imagen que les devuelve un ordenador de mi vagina por dentro se sonríen una a otra y se dicen algo que no alcanzo a entender. Y entonces giran la pantalla para que yo pueda verla.

—¿Ves esa mancha negra de ahí? Creemos que puedes estar embarazada.

—Pues yo creo que no —les digo devolviendo una sonrisa fría a la calidez de las suyas. Se les tuerce el gesto y dudan—. Quiero decir, tendría que haber fallado un preservativo —matizo.

Ellas, contrariadas, me dicen que es necesario hacerme un test de embarazo antes de hacerme la prueba que venían a hacer, porque el protocolo exige descartarlo. Vuelvo a vestirme y salgo de consulta con un vaso de plástico que llenar de pis. No hay nada más surrealista que la realidad.

A mi regreso, test negativo mediante y de nuevo en la camilla, las doctoras se afanan por sacar algo en claro con ayuda de los objetos que introducen en mi vagina, pero no hay suerte. Ahora están en silencio, solo susurran entre ellas. Ya no hay risas ni comentarios amables, de pronto actúan casi como si yo no estuviera ahí. Y al siguiente instante estoy ya en la silla, me han dado un Lexatin e Ibuprofeno y me están agendando una cirugía ambulatoria para extraerme lo que creen que es un pólipo endometrial de trece milímetros. Aquella mancha negra que hace unos minutos podía haber sido mi hijo.

Antes de salir de consulta hago la pregunta que vine a hacer. Les digo que si quisiera intentar ser madre… Pero me dicen que primero es el pólipo, primero lo primero. Primero es una torta de realidad, de nuevo. Primero es que nunca he asumido el control de mi cuerpo. Primero es que las decisiones que una cree que le pertenecen siempre dependen de un cuerpo que le pertenece aún menos.

*

El hijo de mi hermana se llama Claudio. Nació pocos meses después de que mi oncólogo me dijera que podía intentar ser madre. Mi oncólogo me dijo que podía intentar ser madre pocos meses después de que empezara a sentir que no quería serlo. Empecé a sentir que no quería ser madre pocos meses después de empezar en un nuevo trabajo en el que nadie sabía que había estado enferma. Empecé en un nuevo trabajo en el que nadie sabía que había estado enferma poco tiempo después de sentir que por fin había recuperado mi vida. Sentí que había recuperado mi vida casi tres años después de haber sido diagnosticada de cáncer. Fui diagnosticada de cáncer y estar viva pasó a tener otro sentido.

Cuando Claudio nació, mi hermana donó su pelo.

IV

«LAS INCÓGNITAS QUE RODEAN al auge del cáncer en adultos jóvenes: tumores impredecibles y agresivos». El titular es uno más de los que, como una gota malaya, se publican cada día con la palabra cáncer. Pero este me llama la atención más que otros. Auge. Adultos jóvenes. Tumores agresivos.

Es otra palabra, que me había pasado más desapercibida, la que se me queda en la cabeza después. «Impredecibles». El oncólogo David Páez dice en el texto: «Los factores de riesgo son los mismos que para el cáncer en adultos mayores, pero no se sabe si hay algo más influyendo que explique la aparición tan precoz del cáncer solo por esos factores y en algunas poblaciones». Es decir, que no se conocen causas concretas que expliquen por qué hay más cáncer en adultos jóvenes. Porque, si un adulto es joven, lleva menos años expuesto a esos factores de riesgo. Y sin embargo, el cáncer… Páez continúa explicando por qué preocupa a la comunidad científica tanto diagnóstico en personas más jóvenes que lo que marca la estadística: «Es un reto desde el punto de vista de las secuelas que le puedan quedar del tipo de tratamiento o las cirugías y su impacto en la calidad de vida. Y luego, el riesgo a largo plazo de aparición de otro cáncer también es mayor».

Me miro las tetas. Desconfío de ellas. ¿Cómo no obsesionarse cuando una se siente sentenciada a que su cuerpo vuelva a rebelarse contra ella?

*

A finales de marzo, el suelo blanco de casa empezó a llenarse de pelos negros. Para entonces ya habíamos recorrido varias tiendas de pelucas. En una de ellas, la mujer que me atendió comenzó a manosear insistentemente mi pelo mientras le decía a mi madre: «Ay, qué pena me da cuando tienen estas melenas, ¿verdad?». Torcí el gesto. A mí sí que me daba pena. O en realidad no era pena lo que me generaba. Ira, frustración, rabia. Ángela, sin embargo, trató todo aquel asunto del pelo con una naturalidad que me abrumaba, pero también me hacía sentir segura. Con sus tatuajes y su melena recogida, me fue probando pelucas como si estuviera estrenando un nuevo corte de pelo. Y eso hice: dejar que me cortara la melena, dejándolo corto como el de un chico, tomar el control de mi pelo antes de que se cayera. Dicen que psicológicamente ayuda, pero yo sabía que no tenía control alguno sobre mi cuerpo.

A mediados de abril, empecé a arrancarme el pelo. Cuando pasaba mi mano, los mechones de mi nuevo pelo corto se venían conmigo, entrelazados con mis dedos. Así que una mañana empecé a tirar. Simplemente no podía parar. Me arranqué mechones uno tras otro, pelo a pelo. Cuando me miré al espejo tenía la cabeza llena de calvas, extensiones completas de cabeza sin rastro alguno de pelo. Me dio un ataque de risa. Me hice fotografías.

Para cuando Fer apareció en la habitación yo ya empezaba a ser consciente de lo que había hecho. Las risas se convirtieron en lágrimas. Ya no me hacía tanta gracia aquella cabeza llena de espacios sin pelo.

Me senté en una silla, él cogió su maquinilla y empezó a afeitarme. No la cabeza completa, pero sí a intentar arreglar el desaguisado. «Las patillas no las toques, que me gusta que asomen debajo de la peluca».

Cuando imaginaba cómo sería no tener pelo pensaba que sería incapaz de quitarme la peluca. Estaba convencida incluso de que dormiría con ella. Pero nada más lejos. Empecé a llevar gorritos, a recibir a algunas visitas con mi cabeza al viento. A ver esa imagen arquetípica de la enfermedad que había rechazado, repudiado incluso, cada vez que me miraba al espejo. A ser esa imagen.

La peluca es un gran invento. Permite ocultar parte de las vergüenzas de la enfermedad e incluso la enfermedad en sí misma. Pasar desapercibida transitando el mundo de los no-enfermos sin levantar sospechas. A veces también siento que no es a mí a quien protege: protege al resto de esa imagen enferma, de ese yo sin pelo que los violenta. Ese pelo natural que no es mío, sino de alguien que lo cedió para que ahora pueda vestirme, es un instrumento más para aliviar el sufrimiento de quien nos mira, no nuestro sufrimiento.

*

Solemos hacernos una foto cuando el grupo «Cena de amigas» se reúne al completo. En mi memoria no había ninguna foto de ese día, pero en realidad sí existe. Miriam posa y sonríe con el Parque del Oeste y una puesta de sol detrás. Ahora lo recuerdo, pero he tenido que buscar entre nuestros mensajes para llegar a aquello que de manera inconsciente había bloqueado. Porque fue ese día, aunque vinieron otros mucho peores, cuando, por primera vez, yo le vi la cara al cáncer de mi amiga.

Era 19 de abril. Para entonces, la enfermedad y su lenguaje ya habían entrado en la normalidad de nuestras conversaciones, desde principios de año, cuando Miriam me permitió formar parte de su proceso y acompañarla. Ya había sentido el bloqueo tras la llamada con los malos resultados, ya había dejado de tenerla a mi lado físicamente en la redacción y ya conocía la entereza con la que había decidido hacerle frente al cáncer.

Pero ese día, tuve que hacer algo que nunca había hecho con ella. Fingir.

Olía a tormenta, hacía viento y caían restos de los árboles. Recuerdo su forma de hablar y la sonrisa en sus ojos. Y me recuerdo a mí, agradeciendo la obligación de la mascarilla para esconder la boca apretada y el gesto agrio. Recuerdo apoyarme en su serenidad para minimizar el efecto de cuánto me había impactado verla. Su melena natural era ahora una peluca, sus cejas pobladas estaban débiles y su tono de piel no era el que le pertenecía, todo aquello era lo que le había impuesto el cáncer. Por qué, esto qué es, me pregunté. La ventolera seguía con sus rachas y la usé de excusa para pestañear más fuerte y tratar de controlar que la emoción saliera por los ojos. No iba a permitirlo, con ella dando una lección de entereza. Miriam hablaba, yo escuchaba. Me concentré en sentirla, en notar el calor de tenerla cerca por fin, en ver a mi amiga. Que era ella, quién si no, la misma. No para esconder la enfermedad, solo para que en ese momento no me, nos, arrollara.

Ahora, al volver a mirar la foto, sigo viendo el cáncer, claro que sí. Está ahí, bien presente. Pero veo el aplomo que tanto ayudó a Miriam a cerrar el peor de nuestros guiones. La veo dirigiendo cómo enfrentarlo. Con todas sus debilidades, por supuesto, con todo el dolor y el miedo, pero con la firmeza de la aceptación y la lucha. Veo sus ganas. Y veo que también entonces, y quizás sin ser consciente, ella me llevaba a mí hacia delante, como tantas otras veces.

Fingí bien. Lo sé porque me lo ha dicho ella dos años después. Cuando en otra «Cena de amigas» al completo y con la tranquilidad de saberse, sabernos, a salvo, le confesé lo que había sentido. Ella se sorprendió. Y sé que algo se removió.

Dos años después de mi primer paseo entre amigas tras mi diagnóstico, pedí a Lorena que escribiera cómo vivió ella aquel encuentro. Estas fueron las palabras que me envió.

*

Siempre me llamó la atención que fuera Samantha Jones, el personaje que de manera más despreocupada hacía honor al título de la serie *Sexo en Nueva York*, quien sufriera un repentino cáncer —una trama secundaria que, por otro lado, no se le resiste a ningún guionista con más de tres o cuatro temporadas que escribir—. Samantha descubrió su cáncer de mama cuando iba a la clínica a aumentarse el pecho. «No quiero perder mis tetas, son fabulosas», dijo al darle la noticia a Carrie Bradshaw. Quizás era un castigo a su vida despreocupada. O quizás su vida despreocupada, el disfrute libre de su cuerpo, era el antagonista perfecto para una enfermedad que mata desde dentro, desde el propio cuerpo. «Siempre he preferido el sexo a los bebés y es por eso que tengo cáncer», dice ella en un momento. Claro que, cuando vi la serie, yo no pensé nada de eso.

Recuerdo con especial cariño una escena. Samantha tiraba su peluca al aire y mostraba su cabeza pelona en medio de una elegante gala benéfica, provocando que otras mujeres repitieran el gesto. El suyo era un personaje de ficción, pero cada vez que decido salir a la calle sin peluca lo recuerdo y pienso que en cierto modo yo también soy discípula de aquella revolución. Que se jodan los que miran, que vean lo que mi cuerpo le ha hecho a mi cuerpo.

*

Apareció en casa una bolsita de tela con cuatro muñequitas pequeñas de madera y tela. Cada una cabía en el dedo pulgar. Eran algo así como amuletos. No recuerdo de dónde salieron ni cómo llegaron allí. Quizás algún regalo promocional, cualquier chorrada sin importancia. En la bolsita había un texto que explicaba que si las colocabas bajo la almohada, retendrían las preocupaciones y asegurarían un mejor descanso.

Nunca he sido supersticiosa. Ni siquiera soy creyente ni profeso religión alguna.

Repartí las muñecas entre mi familia. Fernando y yo pusimos dos bajo nuestras almohadas. Algunas noches, antes de cada cita médica importante, incluso las besaba.

*

«Ponte guapa, te sentirás mejor».

El nombre del taller me parece un despropósito.

«Sombra de ojos contra el cáncer», vi que titulaba un medio de comunicación un reportaje sobre el taller cuando buscaba información.

Mi enfermera me comentó que había unos talleres para pacientes oncológicos, para aprender a maquillarse y cuidarse la piel, y me animó a que asistiera. «Al final te regalan un neceser lleno de productos y la verdad es que merece la pena», me insistió.

Solo va a ser una mañana. Y qué otra cosa tengo yo mejor que hacer.

A la hora indicada, unas siete mujeres nos conectamos a una videollamada. Cuento tres cabezas pelonas. Una de ellas, una mujer joven y muy atractiva incluso sin melena, mira ansiosa la puerta de la habitación cada cierto rato. Una de esas veces aparece su hija, una niña de unos cuatro o cinco años, con los ojos llenos de esa curiosidad infantil de quien aún no ha visto nada. En otra de sus interrupciones, la mujer sucumbe y se la sienta en el regazo. La niña quiere pintarse los labios como hace su madre. La escena me conmueve de una manera extraña. E imagino que esa especie de ternura, de compasión inconsciente, es la que muchos sienten cuando saben de mi enfermedad. Es casi un mecanismo de humanidad y uno de los motivos por los que optamos por maquillarnos, por usar peluca: ocultarnos también de la compasión.

Apenas presto atención a las indicaciones. Hace tiempo que me he perdido, creo que ha sido en la sombra de ojos. Solo miro a las otras mujeres. La instructora capta mi atención únicamente cuando quiero repudiar lo que estamos haciendo, maquillarnos como señoritas contra el cáncer.

Echo de menos mis pestañas. Mis largas pestañas. Ponerme rímel. En mis párpados quedan algunas sobrevivientes, pocas.

También echo de menos mis cejas, esas cejas rebeldes que se despeinaban y jamás pude domesticar. Cuando aún era una autómata que iba de consulta en consulta sin asimilar nada de lo que me estaba ocurriendo, mis piernas me llevaron a un centro de estética en el centro de la ciudad a interesarme por una cosa llamada micropigmentación. La dependienta me habló de presupuesto, de tiempo de aplicación y de las pequeñas heridas que tendrían que cicatrizar para poder pintarme el pelo de las cejas. Cuando la interrumpí para hablarle de quimioterapia, del tiempo que no tenía y las cicatrices que mi cuerpo no sería capaz de tolerar, ella contestó muy seria:

«Mujer, tú preocúpate ahora de tu tratamiento, de curarte, y cuando termines todo ya vienes por aquí a hacerte la micropigmentación». Yo asentí obediente porque es lo único que sabía hacer esos días de paciencia y sumisión. Meses después me quedé sin cejas. Y, por supuesto, nunca volví a aquel lugar: cuando mis cejas rebeldes volvieron a crecer ni siquiera recordaba cómo se llamaba la técnica que despertó el interés de aquella autómata.

Cuando la instructora terminó de aplicarse toda la cosmética que tenía preparada para nosotras, comprobé que yo ya tenía toda una hoja de apuntes. Una hoja que nunca he vuelto a revisar más que para escribir este texto.

No me puse guapa, pero me sentí mejor.

Sentí comunidad con aquellas mujeres. Sentí comprensión pese a no cruzar casi palabra con ninguna de ellas. Sentí compañía al escucharlas, ternura al ver la inocencia infantil con la que la cría que nos acompañó todo el taller se concentraba en un maquillaje que hacía mucho que había pasado al segundo plano para el resto.

Unos días después recibí mi neceser, como cuando mi padre recibía los cuchillos que le regalaban al comprar la enciclopedia. Muchos productos de distintas marcas: cremas, maquillaje, unos polvos blancos de Dior que en el mercado superaban los cincuenta euros y que regalé a mi hermana —yo no habría sabido cómo usarlos aunque quisiera—.

Sé que muchas de esas marcas han estado siempre bajo la sombra de la sospecha, porque han incluido en sus productos sustancias CMR, clasificadas como carcinógenas, mutagénicas o tóxicas para la reproducción. En Europa tenemos suerte: la legislación de la UE sobre sustancias químicas para proteger la salud de las personas y el medio ambiente es de las más restrictivas, pero no es el caso de EE. UU.

Y no es solo la cosmética.

Una famosa cadena de comida rápida, que es la forma educada que ha encontrado la industria de llamar a la comida basura, KFC, tiñó de rosa los cubos en los que ofrece su pollo frito. Lo hizo para una campaña contra el cáncer que llamó «*bucket for the cure*», con la que donaba medio dólar por cada envase vendido. Que consumir el tipo de comida que KFC incluye en esos botes, frita y ultraprocesada, sea uno de los factores de riesgo de desarrollar cáncer colorrectal es lo que se conoce como «pinkwashing»: marcas que aprovechan la enfermedad para hacer publicidad. O dicho de otro modo: «cinismo».

El término lo impulsó Breast Cancer Action hace más de dos décadas. La organización denunció, entre otras aberraciones, las brocas de *fracking* rosas por las que la empresa Baker Hughes donó cien mil dólares a la lucha contra el cáncer, en un ejercicio de increíble hipocresía: algunos de los químicos empleados en el *fracking* son potencialmente carcinógenos. En Argentina, la marca de coloración Issue lanzó una campaña que animaba a teñirse un mechón de pelo de rosa como muestra pública de «solidaridad y apoyo» a las enfermas. Unas enfermas que no tienen pelo que teñirse. Y tras estudios que demuestran que algunos de los productos químicos en los tintes para el cabello son cancerígenos.

Hay mucho de cómo se aborda socialmente la enfermedad que chirría cuando eres paciente. Cómo lo invisible, lo privado, lo oculto, convive con el hecho de que el de mama es un tipo de cáncer hipervisibilizado. Cómo las náuseas, la cabeza sin pelo o las cicatrices del pecho son realidades íntimas, de esas que se quedan dentro de casa, y de pronto en octubre todo son mujeres fuertes, sonrientes y vestidas de rosa que celebran el día internacional de una enfermedad que probablemente es más negra que rosada.

Ningún otro cáncer tiene tanta publicidad como el de mama, aunque se asemeje en incidencia. Es ese abismo que existe entre la experiencia personal de vivir el cáncer y cómo se representa la enfermedad social y culturalmente que explicó la bioquímica, inmunóloga —y paciente— Barbara Ehrenreich en su *Bienvenidos a cancerlandia*, uno de los ensayos más lúcidos sobre la enfermedad de las enfermedades. Con el cáncer de mama, las mujeres se tiñen de ese color de la infancia, amable, dulcificado y femenino, como si nunca hubieran estado empoderadas.

Escribe Martín Caparrós sobre el color rosa: «Ellos en algún momento dejaban de ser celestes, pero ellas seguían siendo rosa muchos años: sus delantales, sus juguetes, sus ropas eran rosas; su mundo era rosita. En aquel raro reparto, rosa era sinónimo de mujer y mujer significaba hogar, dulzura, sumisión, cuidado, aceptación de un papel que las dejaba fuera de todo lo que pudiera considerarse serio. Rosa era mujer en el aspecto más servicial y decorativo de la palabra; rosa era mujer cuando ser mujer suponía no contar, no pensar, no crear, no dirigir, someterse al celeste ya vuelto azul oscuro».

El riesgo de los lazos rosas que inundan estos días los centros comerciales, las campañas publicitarias y las solapas es que acaben tapando a las mujeres que sufren cáncer de mama, sus historias, su sufrimiento. O que esa visibilidad positiva y necesaria acabe vaciando la causa de reivindicación y rabia, la que se siente cuando te diagnostican de cáncer, y sustituyéndola por un positivismo festivo mucho más adecuado para que hagan negocio las marcas.

Empecé la radioterapia un mes de octubre, tras terminar mis ciclos de quimioterapia y la operación. Durante el tratamiento y sobre una piel quemada cada día y sometida a radiación, conviene usar solo sujetadores y camisetas de algodón, así que entré en una conocida tienda de lencería para hacerme con uno. La marca había dedicado todo un stand al cáncer de mama. Sujetadores rosas, una foto de dos mujeres abrazadas, una de ellas ataviada con su conveniente pañuelo, y el anuncio de su campaña: «Cada vez que compras uno de estos productos colaboras con el programa de apoyo psicológico a mujeres con cáncer de mama». Lo irónico de todo es que me fui de la tienda sin sujetador: entre la decena de modelos, ninguno estaba hecho de algodón, el tejido que deben utilizar las pacientes de la enfermedad que la marca dice combatir. Hasta que lo hizo Teta&Teta en 2020, ni una sola marca había lanzado un sujetador para mujeres con una sola teta.

Que las empresas preparan sus campañas para el cáncer de mama tanto como lo hacen para las rebajas, Navidad o el Black Friday es una realidad. Y aunque el dinero que las asociaciones logran a través de estas iniciativas se invierte en investigación, las enfermas también pagamos un precio por la falsa filantropía. Los anuncios, los envases rosas e incluso las influencers ataviadas con pañuelos rosas que no necesitan dando su apoyo a la lucha contra el cáncer con el producto en mano generan unos costes a la compañía que sumarían aún más minutos de investigación de estos cuerpos asesinos. Pero borraría de la ecuación la publicidad y la propaganda, hacer caja con esta enfermedad de mujeres. ¿Por qué ningún otro cáncer va acompañado de estas campañas? ¿Por qué Ausonia no apoya también la lucha contra el cáncer de pulmón o de próstata?

Anne Boyer lo llama la cultura del lazo rosa. Me encontré con ella cuando encaraba la recta final del camino, sin restos de tumor en el pecho y justo antes de recibir la radioterapia preventiva. Quería escribir esta historia, la mía, pero primero necesitaba saber cómo la habían contado otras mujeres antes que yo. Y la encontré. Poniendo en palabras mucho de lo que yo había experimentado, como ese rechazo a un color inocente y absurdo. «El desafío no es hablar en el silencio, sino aprender a formar una resistencia al ruido que a menudo borra».

La cita de Boyer me removió. ¿Por qué escribo todo esto? De todas las veces que había imaginado escribir sobre algo más que la actualidad o los reportajes de cada día, nunca pensé que lo haría sobre mí o conmigo en el centro. ¿Qué tengo yo que contar distinto, interesante, útil? ¿Acaso no se ha hablado ya suficiente del cáncer de mama? ¿Acaso mi voz es necesaria? «Aprender a formar una resistencia al ruido que a menudo borra». Puede que por eso mi voz sea necesaria, porque lo es para mí. Para no borrarme, para resistir al ruido. Por todas las mujeres que me precedieron. Por las que vendrán después de mí.

*

Entro en el edificio más de dos años después de la última vez. Estoy nerviosa, eso no cambia. También algo incómoda. En la puerta me recibe una cara conocida. Su nombre me viene instantáneamente a la cabeza: Lucía.

«No sé si te acuerdas de mí…», le digo.

«Claro que sí, os conozco a todos, aunque no recuerde vuestros nombres», responde con una sonrisa. «Estás muy guapa, qué bien que hayas venido».

Le devuelvo la sonrisa y se me empañan los ojos. Porque al mirarla sigo sintiéndome tan vulnerable como cuando la miraba entonces, tan necesitada de agradecer, tan dependiente, tan sumisa.

Entro en la sala, llena de mujeres de mediana edad vestidas con mallas y camisetas. Hay algún que otro pañuelo en el pelo, pero son los menos. También identifico alguna peluca, cejas ausentes. No hay rostros conocidos para mí, solo el de Lucía, la monitora. Busco con la mirada a Mónica y su melena rubia. Tampoco veo a Soraya y sus rizos recogidos en una coleta. Ocupo un asiento y saco el cuaderno para tomar notas.

No sé muy bien por qué he venido a este evento, el quinto aniversario de la unidad de ejercicio oncológico de la Asociación Española contra el Cáncer. Nunca me han gustado los clubes, los colectivos, los grupos, las asociaciones; siempre he preferido dar voz y mirar desde fuera. O quizás simplemente es que no quiero formar parte de un club de pacientes de cáncer. Y sin embargo, en este colectivo me he ganado plaza por derecho y antes incluso de cumplir con algunos de los requisitos que marca la estadística.

«Lo de las tasas de mortalidad es una trampa, porque, a ver, ¿a qué porcentaje pertenezco yo?», escucho decir a una mujer que conversa con otras dos en un corrillo.

Vuelvo a buscar con la mirada alguna cara conocida. Alguna de las mujeres con las que compartía tres horas a la semana al otro lado de la pantalla haciendo ejercicio por videollamada. No recuerdo sus nombres, pero creo que sí podría recordar sus caras. Estaba aquella mujer que algunos días no podía seguir la clase porque la quimio la había dejado hecha polvo, la que tuvo una infección en el reservorio y hacía el ejercicio desde un dormitorio con la pared pintada de azul. También estaba una chica joven que había pedido permiso en el trabajo para asistir a estas clases y un día solicitó un justificante. Recuerdo tratar de adivinar si ya habría terminado su tratamiento, entender por qué podía seguir trabajando y aún conservaba su pelo. También recuerdo a otra mujer que siempre aprovechaba los minutos conectadas a la espera de Lucía, Mónica o Soraya para preguntarnos a todas qué tal habíamos pasado el día.

A todas esas mujeres les enseñé muchos días mi cabeza pelona. Porque había días que el gorro me daba demasiado calor y que prefería liberarme sin pensar qué aspecto tenía. Y ahora ya no sé nada de ellas. Dos años después, pienso que quizás alguna esté aquí pero yo no pueda reconocerla. O quizás hay otras que simplemente no están, que no pudieron evitar las pulsiones asesinas de sus organismos.

Después de la charla sobre ejercicio, es el turno de la nutrición. «No existe una dieta anticáncer, no existen alimentos milagrosos», repite la nutricionista. «¿Y una dieta procáncer?», pienso yo. Fritos, alcohol, carnes rojas, grasas… y otra vez la sensación de culpa. O más que culpa, rabia. Por cuidarme y haber estado enferma, por la salud de todos los que no se cuidan. Por no poder evitar pensar que es absurdo creer que hay forma de reprimir a un cuerpo homicida.

En el aperitivo, una mujer mayor se me acerca. Ella también está sola, no reconoce entre esas personas a ninguna de sus compañeras de ejercicio. También tuvo cáncer de mama y, según me cuenta, el tratamiento le causó mucho deterioro cognitivo. «De ahí me dieron la baja, ya no pude volver a concentrarme como antes. ¿Tú has vuelto a trabajar? Pero qué digo, si tú eres muy joven. Es que a ti no te tocaba», me dice. Y respondo aquella frase que ya me he aprendido: «Habiendo plantas de pediatría oncológica, no estoy yo para quejarme…».

Me explica que nunca quiso venir a la asociación ni ser voluntaria, porque a ella siempre le ha dado «mucha pena» ver a los enfermos de cáncer. «No por mí, yo por mí no siento pena, pero por ellos sí», me insiste. Me quedo pensando en sus palabras, en cómo mi compañera sigue mirando a la enfermedad y a los pacientes desde fuera, obviando su papel al otro lado, en el mundo de los enfermos.

«Esta enfermedad es un chollo porque está reconocida socialmente, todo el mundo sabe más o menos de lo que estamos hablando», dice otra mujer. «A mí me dieron la baja sin preguntar y volví a trabajar cuando a mí me apeteció, y eso es una ventaja».

Ya en el parque aledaño, comienza el ejercicio. Yo subo, bajo, corro, hago sentadillas, troto, salto… Como si quisiera demostrarme que ya soy una persona sana, que no queda nada de aquellas sesiones en las que alguna vez se me aceleró tanto el corazón que sentí miedo de haberlo roto, de haberlo forzado demasiado. Aquellos días en que levantarme del sofá era un milagro, pero hacer ejercicio oncológico me hacía sentir que seguía teniendo cierto control sobre este cuerpo.

No sé muy bien por qué he venido a celebrar este aniversario. Por qué he pedido un día en el trabajo para pasar la mañana sintiéndome extraña, incómoda y volviendo a traer recuerdos de la enfermedad a mi vida. Probablemente porque hay clubes a los que se pertenece aunque nunca se haya recogido el carné de socia. Porque no quiero olvidar que tuve cáncer, que puedo volver a tenerlo. Porque no quiero olvidar mi tránsito por el mundo de los enfermos.

Hace tres años desde que la usé por última vez y aún no he podido donar mi peluca. Hay una parte de pereza, claro que sí, pero también de miedo a volver a necesitarla. A que regalarla les suene a mis células como un desafío.

*

Mi sobrino me hizo un dibujo en unas cartulinas moradas. Pintó gatos, su animal preferido, corazones rojos y pegó un trocito de papel en el que escribió: «Mete esto en tu bolsillo». Decía que me daría suerte si lo llevaba al hospital conmigo.

Mi sobrino sabe que la tita está enferma y que este verano no puede jugar con ellos en la piscina hasta que el sol no se haya quitado del todo, así que espera paciente a que la muralla proyecte su sombra sobre el agua; entonces viene a avisarme para que me bañe con ellos. Mis sobrinos ya no ponen caras raras cuando me ven sin pelo, al pequeño incluso le divierte tocarme la cabeza. En la parte de detrás de mi cartulina morada, mi sobrino dibujó una ambulancia y escribió dos veces la palabra «cáncer», tachándola. Ojalá todo fuera tan sencillo. Como sentarse a esperar, paciente, a que el sol caiga.

V

La promesa de salud es una de las ficciones más exitosas de nuestro tiempo. Nos permite pensar a largo plazo.

Ahorrar. Hipotecarse. Abrir un plan de pensiones.

Tener un hijo. Comprarse un reloj caro para dejárselo como herencia.

Todos son planes a largo plazo. El hoy trabajando para el mañana. Producir, producir, producir. Y al séptimo día, descansar. Pero ¿qué pasa si no hay séptimo día? Ni sexto, ni quinto. Quizás ni siquiera cuarto. ¿Acaso el sistema no sabe que hay muchos que no tendrán suerte? Probablemente no solo lo sabe: cuenta con ello.

La pandemia de covid nos enseñó que este es un sistema que solo se ocupa de los problemas que lo detienen. Un virus contagioso que colapsó hospitales, nos encerró en casa y detuvo la economía. El cáncer es otra pandemia que deja más de trescientos muertos a diario, pero el sistema todavía puede permitirse cuidar de nosotros, seres improductivos, mientras tratamos de contener a nuestros cuerpos asesinos. Así que no termina de ocuparse del cáncer. El sistema puede permitirse cuidar de nosotros… de momento. La esperanza de vida crece y lo hace también la incidencia de cáncer, porque el riesgo de que las células degeneren aumenta con la edad. Y lo que ahora es un problema de quienes portamos un cuerpo asesino empieza a convertirse en un problema social, colectivo. Insisto una vez más: cuantos más enfermos, más sanos.

Nos preocupa el paro, no la salud. Y nada puede pararnos más que la ausencia de salud.

*

Me han compartido un vídeo de la Asociación Española de Adolescentes y Adultos Jóvenes con Cáncer. Como estoy entre los agraciados, lo reproduzco. El título no deja mucho a la interpretación: «El cáncer cambia lo que le pides a la vida». Se me han quedado los ojos abiertos como platos y la frase, clavada en la consciencia. «Un vídeo para ponernos en el lugar de los enfermos de cáncer», señala el enlace que ha acabado en mi teléfono móvil.

En el vídeo se les pregunta a parejas de jóvenes que no pueden verse entre ellos, separados por un telón, qué deseo pedirían en ese preciso momento. En el primer par, una chica rubia señala que quiere «viajar por las islas griegas». En el segundo, otra dice que quiere «trabajar como periodista en Nueva York». En otro, un hombre asegura que quiere tener su propio «negocio de videojuegos». Cuando llega el turno de las personas que aguardan al otro lado de la tela, la cosa cambia. La mayoría desea cosas como «no estar enfermo», mirar a su madre y saber «que no tiene ninguna preocupación», «despertarse cada mañana» o incluso «poder caminar». Aquella tela que divide a los sanos de los enfermos muestra las lágrimas, en riguroso primer plano, y los gestos emocionados de los ambiciosos soñadores retratados ahora como egoístas y un tanto narcisistas. «No apreciamos la vida hasta que sentimos que la perdemos», reza un rótulo, blanco sobre negro. «Apreciad las pequeñas cosas, pues son grandes cuando faltan», concluye.

Me siento incómoda con el vídeo, confundida. Incluso enfadada. Claro que el cáncer ha reordenado mi vida, claro que apenas cabe espacio en mi cabeza para pensar en nada más que en el deseo de no morirme, que esta enfermedad aleatoria no se lleve por delante mis sueños. Pero quizás precisamente por eso, como una especie de resistencia a su horror transformador, reivindico mi derecho a seguir pensando grande, a tener anhelos más allá de despertarme cada día. A que apreciar la vida sea también viajar por las islas griegas.

Me ocurre algo parecido cuando veo a famosos fotografiarse abrazados a niños con pañuelos rosas, o contribuyendo en campañas con lacitos colgados.

Los enfermos somos la oportunidad de otros para ser solidarios.

La línea entre la solidaridad y la caridad, entre la compasión y la condescendencia, es realmente fina. Si como decía Eduardo Galeano la diferencia entre la solidaridad y la caridad es que la primera se da entre iguales y la segunda se practica de arriba abajo, a mí que soy pobre en salud las campañas del mundo de los sanos me resultan más caritativas que solidarias.

*

El lenguaje del cáncer es a veces macabro y retorcido: la lucha, la batalla, la pelea… y eso que es el momento en que más derrotada y sin capacidad de acción me he sentido nunca. También está esa supuesta lección vital: «el cáncer te hace darte cuenta de lo que de verdad importa». No creo que dijera nada bueno de mí si necesitara de un cáncer para aprender según qué cosas. Los que te quieren insisten en lo importante que es la actitud y ser positiva. Te lo aconsejan, pero en cierto modo te lo imploran, e interiorizas por ti y por ellos esa idea de que siempre hay que sonreírle a lo que venga, aunque sea una broma tétrica e injusta. Y sí, he puesto todo de mi parte para estar fuerte y positiva. Y sí, he hecho ejercicio oncológico, comido sano, dado paseos e intentado que el sofá no me atrapara ni cuando la quimioterapia me dejaba sin el más mínimo resquicio de energía. Y sí, a las que vengan después de mí las animaré a animarse. Pero el cáncer no es más que suerte y ciencia, y esas poco o nada tienen que ver con las ganas de vivir o ese culto a la autoayuda y la actitud positiva. Yo no he tenido más ganas de vivir que las que tenía Olatz Vázquez. De ella es una de las citas más certeras que me he encontrado en este camino: «El cáncer es una grandísima puta mierda».

En el verano en que me curé, a Olatz Vázquez la mataron. Lo hicieron las células de su ovario. *El País* publicó un obituario. En la fotografía, una Olatz en los huesos tumbada en la cama sujeta su cabeza con su mano derecha y con la izquierda acaricia a un gato. El animal la mira a ella, ella mira fuera de plano, hacia un lugar desconocido.

No encuentro en el texto nada más allá de su activismo sobre el cáncer en las redes, de sus veintisiete años. De que, como yo, era periodista. Sí mencionan uno de sus hobbies, su amor por la fotografía. Pero no hay vida en Olatz antes del cáncer, no al menos en este texto.

Yo no conocí a Olatz Vázquez, no personalmente. Solo sé de ella lo que quiso mostrar al mundo durante su enfermedad. En su cuenta de Twitter, todavía en funcionamiento, puedo leer: «Periodista y fotógrafa. Convivo con el cáncer y la quimioterapia». Olatz Vázquez se hacía fotos durante el tratamiento. Retrataba su delgadez, sus visitas al hospital, cómo se rapó el pelo, sus lágrimas, su rabia. El cáncer la vino a ver demasiado pronto y el diagnóstico le llegó demasiado tarde: la pandemia de covid, que paralizó el mundo y desatendió cualquier otra urgencia, no frenó sin embargo el crecimiento de sus células malignas.

Pienso en mi obituario, en lo que querría que dijera, en lo que podría no tener tiempo a que dijeran de mí. Pienso en lo que no querría que dijera, en no ser solo una enfermedad que me mató o lo sorprendente de mi juventud.

Cuando supe de ella, me obsesioné por conocer más de su trabajo, sus inquietudes, de quién era antes de ser «la chica que cuenta su cáncer en las redes sociales». Proyecté sobre ella mi propio miedo, una idea que barruntaba en la cabeza desde hacía meses: ser solo la chica del cáncer, la que tuvo cáncer, la enferma. Reducir toda mi existencia a eso. En mis paseos por sus redes sociales encontré la publicación en la que contó por primera vez que tenía cáncer. Al final del mensaje decía: «No quiero dejar de hacer lo que me gusta, ni ocultar por aquí esta realidad que me ha tocado vivir y de la que estoy segura que aprenderé mucho. Todo va a ir bien». No sé qué aprendió Olatz Vázquez ni si aprendimos algo de ella.

*

Normalizar el cáncer. Normalizar lo anormal.

Mis células cancerosas viven a costa de mi vida.

*

Alice, la hermana del escritor Kurt Vonnegut, enfermó de cáncer a los cuarenta años. Su familia la rodeó en una habitación de hospital en las que podían ser sus últimas horas. Aunque no todos. Su marido estaba de viaje para intentar cerrar un negocio que, pensaba, ayudaría a Alice a estar de mejor humor. El hombre viajaba en un tren cuando el maquinista se desplomó de un infarto y cayó sobre la palanca de velocidad. El tren salió disparado y cayó al río. El marido de Alice Vonnegut murió junto con otros cuarenta pasajeros. Dos días después murió Alice.

Hace unos años estampé una frase en una camiseta. «*So it goes*», algo así como «es lo que hay», la cita que atraviesa toda la obra de Kurt Vonnegut, mi escritor favorito. La escribió en *Matadero cinco*, la obra de ficción en la que volcó su experiencia en el bombardeo de Dresde en la Segunda Guerra Mundial, después de la muerte de cada personaje.

«*So it goes*», uno menos. La arbitrariedad. El absurdo más incontrolable.

El cáncer no es bélico ni épico. Y de haber batallas, sería en todo caso una guerra civil. Y pocas cosas hay más absurdas que esa. Una guerra estúpida, si es que las hay de otro tipo. Células estimuladas pero también tocadas por el veneno que recorre mi cuerpo luchando contra células malvadas, asesinas. Aunque es mi vida la que está en juego, yo soy una mera observadora: el signo de la guerra se decide muy lejos del campo de batalla, en los despachos en que se diseñan las políticas públicas o en los laboratorios en los que se investiga.

Quizás empiezo a entender el empeño en el paralelismo.

Tampoco me gusta el término «superviviente». Serlo significa seguir vivo después de un escenario donde otros han muerto. Puede ser un accidente, un atentado, un tiroteo, una agresión, una enfermedad. Tiene ese halo de épica de haber sido de los que resisten, de los que pueden contarlo. Quizás porque nunca he sentido que tenga nada de épico y sí mucho de desgracia ser esa una de cada ocho a quien esta enfermedad visita, la palabra superviviente en cierto modo me molesta. Me ubica en ese escenario dramático y tremendo en el que sencillamente prefería no estar. Tampoco me siento cómoda con el término durante el tratamiento, porque tampoco hay nada de épico en la cura. Quizás lo haya en la confianza ciega que acabas depositando en unos desconocidos de bata blanca. En asumir e intentar seguir sonriendo. En no salir a la ventana a gritar con rabia y sorprenderse transformando la indignación en una especie de resignación impropia de ti en cualquier otro aspecto de la vida.

Poco después de publicar un breve texto en el que decidí expresar algunas de las reflexiones que había traído a mi vida el cáncer, una tal Isa J publicó un comentario en redes sociales:

> Me he sentido muy identificada con tu testimonio, y muy de acuerdo con la conclusión. Yo también intento ser parte de esa resistencia desde 2018, pero ya no me incomoda tanto llamarme superviviente porque he perdido a unas cuantas mujeres cercanas que me han hecho verme así.

Quizás empiezo a entender el empeño en el paralelismo.

Reivindicar lo azaroso de la supervivencia en un continuo de muerte absurda. Como en la guerra, como en un accidente de tren provocado por alguien que sufre un infarto y aprieta la palanca de aceleración. Como morir de cáncer. *So it goes.* Es lo que hay y lo que va a seguir habiendo siempre. Porque la vida va sobre la muerte.

*

Barbara Ehrenreich tenía cincuenta y nueve años cuando recibió su particular *Bienvenida a Cancerlandia.* Años más tarde publicó otro ensayo sobre la ilusión de control de la vida y la muerte como otra de las grandes mentiras de la sociedad moderna. «Seguimos sometiendo a los que se mueren a una edad temprana a una autopsia bimoral: ¿fumaba?, ¿bebía mucho?, ¿consumía demasiada grasa y poca fibra? En otras palabras, ¿se le puede culpar de su propia muerte?».

Ehrenreich, que padeció un cuerpo asesino, también los estudió. Una forma quizás simplista de plantear su gran conclusión es que gran parte de nuestras enfermedades están causadas por las células de nuestro propio sistema inmunitario. Así que podría decirse que tu propio cuerpo está programado para matarse.

La tesis de la escritora es que a la industria del bienestar le sale muy rentable fomentar la ilusión de que podemos controlar lo que ocurre en las células de nuestro cuerpo. En una entrevista en *The Guardian* en 2018, Ehrenreich añade: «Lo siento, no me voy a marchar de este mundo sin mi pan con mantequilla. La mantequilla ya ha causado suficiente dolor. Lo más importante es que la comida sepa bien. Me gusta mi vaso de vino o mi Bloody Mary». Murió en septiembre de 2022 a los ochenta y un años.

Aunque coincido y compro su tesis, no puedo evitar pensar que es más fácil apoyarla teniendo ochenta y un años. A mis treinta y seis, el sabor del pan con mantequilla no me parece suficientemente placentero como para morir. Y aunque sé que el control que ejerzo sobre mi cuerpo asesino tiende a ser ninguno, haré ejercicio, iré a mis revisiones y controlaré mis vasos de vino. Porque la posibilidad de la alternativa —enfermar, morirse— siempre será mucho peor. A mí, que he sentido el riesgo de la muerte, la industria del bienestar me tiene bien agarrada sin remedio.

*

Cerré el sobre y lo metí en el buzón. Lo hice dudando porque, en otras ocasiones, le había enviado paquetitos a Miriam a través de mensajero y podía cerciorarme con una aplicación de que habían llegado a su destino. Miriam estaba a varios kilómetros de mi casa, a un puñado de paradas de metro, y no podía verla. La pandemia aún no era historia y ella estaba recibiendo quimioterapia por un cáncer de mama. Lloré no ver a mi amiga durante su enfermedad como muchos de los que leen esto han llorado durante los tiempos de la «distancia social» muchas situaciones dolorosas. Y más en esos meses en los que todo estaba tan crispado que hasta el aire rozaba para doler. Qué feo y qué bonito sentirse acompañado en un sentimiento así.

Llevaba sin ver a Miriam mucho tiempo porque no vivo en España desde hace cuatro años. En 2021, la pandemia me devolvió a Madrid a trabajar durante unos meses. Desde que la conocí ha tenido varios bultos en el pecho. Todos habían sido benignos. Cuando apareció el último bulto no me lo contó en el baño del trabajo como otras veces. Esta vez fue por teléfono. Y ese iba a ser nuestro máximo contacto durante su tratamiento.

Cuando quieres a alguien, lo más honesto que le puedes entregar es tiempo, compañía y presente. Y nuestra amistad, en un momento tan complejo, no podía tenerlos. Cuando incluyes en tu vocabulario y pensamientos cotidianos la palabra «cáncer», todo se vuelve un poco más denso, tratas de elegir las palabras, de no fallar aunque no sabes muy bien en qué podrías fallar. A ratos, me sentía una intrusa, aun sin saber en qué terreno entraba como intrusa. Pero luego, hablaba con ella y todo se volvía ligero. Con sus palabras cogía una escoba mágica y comenzaba a sacar telarañas absurdas e inútiles de mi cabeza con la firmeza de una raíz milenaria.

Hablaba con ella y no quería colgar porque la echaba de menos. Necesitaba más, más de lo que no se extrae de una llamada, pero es una verdad que la voz calma y acompaña con dulzura. Te enseña a escuchar mejor porque no sabes con certeza si vas a interrumpir. Así que convertimos el obstáculo en oportunidad. ¿Por qué no? «Ya no estás a diez mil kilómetros. En este momento, en el que todo ocurre, vivís en la misma ciudad», pensé. Y empecé a aparecer de diferentes maneras, reconectando con la infinidad de formas que existen de estar. También con la duda infinita de sentirnos inoportunos cuando alguien tiene cáncer, incluso en la máxima confianza. Como ese domingo en el Rastro en el que eché una carta a un buzón.

Paseaba cuesta arriba por una abarrotada Ribera de Curtidores ojeando los puestos. No buscaba nada, pero me encanta mirar, me inspira y me relaja, aunque pueda parecer surrealista un domingo en el Rastro. Fijé mi mirada en unos pendientes rojos y grandes en forma de rayo. Yo qué sé. Comenzó mi diálogo interno: «¿Tú crees que se los pondrá?». «¿Alguna vez has visto a Miriam con algo así?». «Pero le encantan los pendientes». «A lo mejor le resaltan más con el pelo cortito». Los compré después de comparar entre más de treinta coloridos y psicodélicos modelos. De esos que te quieres llevar todos. Completé el círculo y volví al inicio. Compré el rayo rojo. Fui a una cafetería y le escribí una carta. Lo envié con la ilusión de un reencuentro con una amiga del alma en una estación de tren. Lo eché a ese mítico busto enorme y amarillo sabiendo que las sensaciones derivadas de las sorpresas de aparecer en forma de cosas formarían parte de nuestro nuevo lenguaje, de nuestra nueva compañía. Siento que, durante ese tiempo, en nuestra relación a distancia, nuestras tan sabias niñas interiores jugaron sin perder de vista lo frágil que es la vida. Y siento que eso mismo lo hacemos desde entonces.

Cuando mi sistema inmune dejó por fin de estar en peligro, Fátima y yo nos abrazamos. Le agradecí que se las hubiera arreglado para estar presente en esta enfermedad que había añadido más distancia a la distancia. Ese día le pedí que escribiera cómo lo vivió ella. Estas fueron las palabras que me envió.

*

«El ser humano es el único animal cuyos deseos aumentan a medida que se alimentan», Henry George.

Habría entregado mis tetas con tal de volver a estar sana. Así sin más. Tomadlas, no las quiero. Fuera de mi vista estas asesinas.

Una vez terminados los ciclos de quimioterapia, la ginecóloga me plantea si quiero quitarme el pecho u optar por una cirugía más conservadora. Ahora que el resultado de Anatomía Patológica dice que mi tumor ha respondido al tratamiento casi al cien por cien, que apenas quedan restos perceptibles de lo que fueron siete centímetros de tumor. Ahora que me dicen que estoy curada.

Pienso que no podría volver a pasar por esto. Una vez más, no. Le digo que si deshacerme de mi pecho es más seguro.

«Para quitarte la teta siempre hay tiempo», me dice, «pero es tu decisión».

Esa opción conservadora supone extirpar únicamente la parte sospechosa de seguir albergando células tumorales que se escapen a las pruebas de imagen, con unos márgenes de seguridad. Si la pieza extraída tiene los contornos libres de cáncer, este se habrá extraído correctamente.

De alguna forma, encuentro satisfacción en tener ese espacio de elección después de meses de ser una autómata, de dejar que otros hagan con mi cuerpo cuanto crean necesario, cuanto les plazca. Porque ahora que vuelvo a transitar el mundo de los no-enfermos con mis papeles en regla, quiero parecerme todo lo que pueda a ellos. A mí misma. A la que yo era. Y quiero mis dos tetas.

En la mitología griega, el nacimiento de la Vía Láctea se explica por el momento en que la diosa Hera apartó bruscamente a Heracles de su pezón mientras lo amamantaba, esparciéndose la leche que aún brotaba de su seno. La Libertad que guiaba al pueblo francés en el cuadro de Eugène Delacroix lleva los pechos fuera, huidos de las ropas y cuerdas que tratan de apresarlos, de contenerlos. Sacar pecho es afrontar con coraje y decisión una situación adversa. La dignidad y la valentía recogidas en la parte frontal de la espalda, que sale hacia afuera con gesto orgulloso.

Como reflejó Jennifer Hayden en las ilustraciones con las que contó la historia de sus tetas, la infancia de las mujeres tiene muchos momentos de mirarse el torso y apretarse los brazos contra el pecho a la espera de que tras los pezones aparezcan las dos prominencias. Ver crecer esos dos bultos, aprender de tops y sujetadores, ocultarlos o exponerlos a miradas más o menos lascivas. Cada mujer tiene una forma de relacionarse con sus tetas, pero en el cáncer de mama, mirarlas es querer ver más allá de ellas, preguntarse constantemente qué estará creciendo dentro. Te las miran y te las tocan. Las aplastan, las radian, las pinchan. Despojadas de sexualidad, de utilidad, de belleza; son tus tetas, sí, pero ya nunca vuelven a ser las mismas.

Así que opto por quedarme con mis tetas, aunque también me quedo con algo más. Esa frase, «para quitarte la teta siempre hay tiempo», dicha probablemente sin ninguna pretensión, a mí, sin embargo, se me clava. Pasarán años, *tiempo*, y seguiré recordándola. Clavada en ese pecho que en algún momento puedo tenerme que arrancar.

*

Siete meses después del diagnóstico en Pontones, llega el día de la operación, el momento de extraer tejidos de la zona donde antes estuvo mi tumor y que seis ciclos de quimioterapia parecen haber reducido a cero. Me inyectan anestesia local, me tumban boca abajo en una máquina con las tetas colgando y me atraviesan el pecho con un arpón. Sí, con un arpón. Me vendan y salgo de la consulta literalmente con una varilla sobresaliendo de mi cuerpo. El objetivo es indicar a la cirujana la zona de la lesión, esa que ya no es apenas perceptible. Y así, con un arpón clavado, cruzo pasillos de hospital tratando de evitar que alguien se tope con mi varilla sin quererlo. Y vuelvo a quirófano a prestar mi cuerpo. A confiar en que mi cirujana haya pasado una buena noche. En que mi anestesista no haya tenido una discusión importante horas antes. En que los problemas de mi enfermero para pagar su piso no le impidan concentrarse y atine al ponerme la vía.

Una de las obviedades del mundo de los enfermos es tener la certeza ineludible de que estamos en manos de otros, de los otros. De que, por más que esta sociedad se empeñe en fomentar esa idea del bienestar individual y autocuidado, estar sano es una cuestión de sanidad. E invertir en ella, una cuestión de humanidad.

VI

Recuerda que un día vas a morir.

Para una adolescente que descubre por primera vez a Walt Whitman a través de *El club de los poetas muertos*, la filosofía del *carpe diem* es tan seductora como ininteligible. Aquellos versos que invitan a vivir el momento y a no posponer los deseos servían para llenar libretas y ensanchar el espíritu pretencioso de quien se siente poderosa y con un abanico de posibilidades y momentos infinitos.

Fue a los treinta y tres años cuando comprendí el verdadero significado de todo aquello. De que un día vas a morir. De que el tiempo es limitado y, ante todo, incierto.

Por qué.

Es la pregunta que más pesa en el cáncer. Por qué yo.

«Será el alcohol», pienso mientras calculo las copas que he tomado, menos que las que han bebido casi cualquiera de mis amigos.

«Será que fumé», pienso mientras veo a muchos otros fumar.

«Será la contaminación de Madrid», pienso mientras me cruzo con cientos que vivieron toda su vida bajo esta boina de polución.

«Será que no fui madre antes de los treinta», pienso mientras todas mis amigas, de mi edad o mayores, siguen sin tener hijos.

«Será que tuve mucho estrés en el trabajo», pienso mientras recuerdo a todos los colegas con ataques de ansiedad o bajas por depresión laboral.

Contaba Leila Guerriero en *La llamada* que el mayor mecanismo de terror es el azar, la ausencia de motivos. Lo hacía para explicar las razones por las que las personas que entraban en los centros de recuperación de la Escuela de Mecánica de la Armada (ESMA) durante la dictadura argentina podían ser liberadas o acabar lanzadas al río. «La arbitrariedad garantiza un pavor perfecto: infinito», escribe. Un mecanismo similar opera en el cáncer. No se contagia, es algo que ocurre dentro del cuerpo. Hay factores de riesgo, como el hecho de que Silvia Labayru, protagonista del libro de Guerriero, fuera montonera. Pero nada garantiza nada: nada asegura un cáncer, así que la ausencia de nada lo evita. Y eso es a día de hoy lo más macabro de su funcionamiento, la única garantía: que tú tampoco estás a salvo, que puede ocurrir en cualquier momento.

También en *La llamada*, Labayru cuenta a Guerriero cómo se hacía pasar por una niña inocente que se había dejado arrastrar hasta acabar con los montoneros, repitiendo la consigna —«pobrecita, mira dónde terminó»— para tratar de sobrevivir durante su cautiverio en la ESMA. Escribe Leila Guerriero, en boca de Labayru: «Con el tiempo, incluso hacía chistes. Cuando pasaban unos jefes yo decía: "Es que a mí, si salgo de aquí, no me agarran ni para la lucha contra el cáncer". Ese causó sensación».

*

Mi cuerpo es un asesino. Mi cuerpo, mi cuerpo. Maldito mi cuerpo.

Mi cuerpo quiere matarme.
¿Qué es mi cuerpo?
¿Mi cuerpo soy yo?

*

Muere la actriz Olivia Newton-John a los setenta y tres años de edad. Leo en prensa: «Newton-John, quien luchó contra el cáncer de mama durante más de tres décadas, es recordada por interpretar a Sandy en el icónico musical *Grease*». Algunos periódicos la definen como «activista contra el cáncer», un calificativo que suele ir unido al de paciente. Me pregunto qué otras cosas fue Olivia, si yo también soy activista contra el cáncer, o quiero serlo. Si acaso no todas lo somos.

Su primer diagnóstico llegó en 1992.

Cuando escribo «primer» se me agarra un pellizco. Tener un primer diagnóstico implica tener un segundo. En el caso de Newton-John, incluso un tercero. «Cuando me diagnosticaron, tuve un momento de pánico. Pero tuve que tomar la decisión de que iba a estar bien, porque tenía una hija que criar… Y desde entonces creo que la mente juega una parte importante en la recuperación», dijo en una entrevista en marzo de 2021. Me habría gustado preguntarle cuánto de importante. Qué papel juega la mente frente a la quimioterapia o la cirugía.

«Su fundación, activa desde el 2020, busca inversiones para educar a los pacientes y sus cuidadores sobre opciones más amables para tratar el cáncer», leo en otro artículo. ¿Qué son opciones más amables para tratar el cáncer? ¿Cómo se puede tratar de forma amable a un cuerpo asesino?

«No os estoy diciendo que haya que reemplazar ninguna terapia. Solo quiero investigar si podemos curar el cáncer de una manera más suave, que estimule el sistema inmunológico, en lugar de destruirlo». Newton-John fue diagnosticada por segunda vez en 2013, y en 2017 el cáncer viajó hasta su columna. Entonces empezó a tomar las tinturas de cannabis que preparaba su marido, fundador de una empresa naturista.

Apenas un año antes de morir dijo: «Creo que voy a estar bien, porque la actitud es importante y yo tengo la intención de vivir mucho para ayudar a otros a hacer lo mismo».

*

Además de actriz, Jane Fonda es activista. Las causas que ha apoyado han ido variando, pero no su defensa férrea de cualquiera de ellas. La última, a sus ochenta años, ha sido para reivindicar la vejez y la lucha climática. Intentamos entrevistarla en el programa de televisión en el que trabajaba, pero fue imposible.

Jane Fonda ha vuelto a captar mi atención tiempo después. Tiene cáncer, un linfoma de Hodgkins. En la publicación en la que contó su diagnóstico, asegura que «el cáncer es un maestro» y está «prestando mucha atención a las lecciones» que tiene para ella.

¿El cáncer es un maestro? Vuelvo a pensar en Olatz y trato de entender qué le enseñó a ella.

«El cáncer es una puta mierda».

*

Recuerdo el techo de la sala de radioterapia del hospital porque era distinto al resto. Nada de ese blanco roto. Ahí había una especie de estampado luminoso con flores, creo que eran almendros. No en todo el techo, justo sobre la máquina donde hay que tumbarse para radiarse el cuerpo. Durante muchas de las dieciséis sesiones que recibí, las miré sin mucho interés, asumiendo que estaban ahí precisamente para eso, para que las mirase.

La radioterapia es la última fase de mi tratamiento. Para cuando llego a ella, mi cuerpo ya ha recibido tal cantidad de sustancias, pinchazos y hasta incisiones que espero que mis células hayan captado el mensaje. Pero el equipo médico no está del todo seguro de haber logrado acabar con todas las células cancerosas con la quimioterapia y la cirugía, así que hay que radiarse el pecho para reducir las posibilidades de que el cáncer regrese.

Empiezo el 1 de octubre, cuando la cicatriz que me ha quedado en la teta ya parece adaptarse a su sitio. Antes de la primera sesión, me harán los cuatro primeros tatuajes de mi vida: cuatro puntos negros; uno en el pecho, otro sobre el ombligo, los dos últimos en los costados. De esta forma se aseguran de que cada día coloque mi cuerpo exactamente en la misma posición y la máquina lance su radiación sobre el lugar exacto, sin dañar el corazón o los pulmones.

Aquí desaparecen los efectos secundarios, el cansancio, las fatigas, los problemas de tripa. Pero al cabo de varias sesiones, empieza a arder la piel, irritada. Para la sesión catorce ya tengo radiodermitis. Intento no olvidarme ningún día de la carísima crema que me recetaron. «Esta zona está muy seca, ¿te estás poniendo la crema?», me repetirá la enfermera después de cada sesión. Ir todos los días, de lunes a viernes, al hospital empieza a hacerse cada vez más cuesta arriba. Sobre todo cuando una de las dos máquinas se estropea, cosa que ocurre con increíble frecuencia, y todos los pacientes programados tenemos que desfilar por la misma sala, con retrasos de hasta una y dos horas. La estancia en la máquina dura apenas cinco o diez minutos, pero cuando se es paciente, todo tiene que ver con la espera.

Años después, seguiré sorprendiéndome al encontrarme con alguno de los puntos negros en mi piel. El del pecho lo taparé regularmente con maquillaje, para evitar que asome por el escote. Al de la tripa lo dejaré hacerse pasar por un lunar. Al del costado derecho, sin embargo, le pintaré encima un asterisco. Ese sí será mi primer tatuaje, el primero *mío*.

*

He vuelto a trabajar y todo me es ajeno.

Las conversaciones, los problemas, las personas. Incapaz de seguir el hilo de una conversación, no por falta de atención o de capacidad: simplemente no me resulta interesante. Sus debates son como una melodía cargada de semicorcheas que trata de colarse bajo el silencio en el que ahora se ha instalado un calderón, suspendiendo el *tempo*, sosteniéndolo.

Me siento como si hubiera tomado la pastilla roja y fuera obligada a volver al mundo en el que vivía antes de haber visto qué hay más allá de la caverna, donde habitan los que han escogido la feliz y satisfecha ignorancia.

En las relaciones sociales es aún peor. El alcohol me pone nerviosa. No atiendo a las conversaciones porque mis ojos solo perciben los vasos que suben y bajan de la mesa a la boca, las jarras que se vacían, los ojos que se humedecen, las sonrisas que se llenan. Mientras ellos se regodean en la sensación placentera que el alcohol deja en la zona visible de sus cuerpos, yo imagino la que no vemos. El hígado, el páncreas. Un seno quizás. Células rebeldes alimentándose y propagándose. Un sistema inmunológico desbordado.

Tenemos que hablar de alcohol.

—¿Por qué no bebes? ¿Por qué has decidido beber menos?

—Porque no debo. YO no debo.

Hago creer a quien me escucha que soy yo, por mi cáncer, la que no debe hacer lo que hacíamos siempre, la que ha cambiado. Que la que tiene un problema soy yo, y no todos ellos.

¿Esperan que finja que no sé que el alcohol está matando mi cuerpo?

«Un estudio asocia el consumo de alcohol en la adolescencia con el cáncer de mama. El riesgo se duplica en mujeres con un consumo moderado en la adolescencia y mayor consumo en la edad adulta. La explicación biológica podría residir en que es en la adolescencia cuando se desarrolla la glándula mamaria».

Cuando empecé a fumar, a los dieciséis años, sabía que yo no sería fumadora. Solo hacía lo que tenía que hacer a esa edad, meterme un pitillo en la boca a escondidas como un gesto rebelde. Cuando cumplí treinta, seguía fumando. Y esa losa ya era demasiado pesada: con todo lo que ya sé, los «fumar mata» escritos en grande en las cajetillas y las imágenes de pulmones negros, seguir fumando era una estupidez que no quería permitirme. Y lo dejé.

Con el alcohol nunca he sentido lo mismo. Venía a creer algo así como que la cirrosis era una enfermedad exclusiva de los alcohólicos, aquellos que empinan el codo desde que se levantan de la cama hasta que vuelven a acostarse. Todo lo demás me parecía una cantidad segura y moderada de consumo. Cuando se celebra, se brinda. Cuando se queda, se toman unas cervezas. Cuando se ha tenido un mal día, se pone una copa de vino al llegar a casa. Mi consumo de alcohol siempre fue social. ¿Cómo puede ser tan malo algo que todos hacemos?

El Ministerio de Sanidad parece tener claro que «todos los tipos de bebidas alcohólicas, incluidas la cerveza, el vino y los licores, pueden causar cáncer», pero, en uno de los países principales productores de vino y donde la industria cervecera tiene un lobby tan potente, colar un «beber mata» en la etiqueta de una botella es impensable.

El alcohol es la droga recreativa más popular. Un sedante, un aletargante, otro éxito del capitalismo, que nos manda a los bares a ahogar las penas después de una jornada produciendo.

Pero mis penas podrían estar provocadas por el alcohol, así que no puedo ahogarlas en más alcohol sin cargar con el basto peso de la culpa. No beber cuanto quisiera me enfada con los que beben tanto cuanto quieren, como les enfada a ellos que mi semiabstinencia les recuerde que no deberían beber lo que beben. Así que el resultado resulta evidente: ya no soy la compañía que era con aquellos que más disfrutaban de mi compañía.

*

Toda historia se construye sobre una antítesis muy simple: el héroe y el villano, la luz y la oscuridad, el protagonista y su antagonista.

Construir a los villanos siempre es más difícil. Para no deshumanizarlos, para no caer en arquetipos.

Si el cáncer es el villano de esta historia, ¿qué soy yo?

La revisión no ha sido lo que esperaba. Tampoco sé qué esperaba. Nada, supongo. La ausencia de algo, lo anodino de no tener nada que contar. Estoy demasiado enfadada para escribir. Esto no se acaba nunca.

*

«Buenos días, Amparo. Por aquí te cuento que me han colgado el resultado de la mamografía de revisión. Al oncólogo lo veo el miércoles, pero me han puesto una ecografía previa porque parece ser que en la mamografía el resultado es BIRADS 0, que si no me equivoco señala que no es concluyente. Ya sé que tengo que esperar a que me expliquen el informe, pero claro, cuando lo cuelgan lo leo, y todo esto me suena tan familiar de la vez anterior (que si microcalcificaciones, que si no concluyente…) que me quedo un poco asustada. ¿Te importa si te la envío, aunque solo sea para confirmar que efectivamente la conclusión de la mamografía es que no hay conclusión?». 29 de abril de 2022. 10:35.

«Genial, Amparo. Eso tiene mucho sentido. Me quedo más tranquila a la espera de la eco y demás. Es que se remueven muchas cosas y me vuelvo insegura. Un abrazo enorme y mil millones de gracias». 29 de abril de 2022. 11:34.

«Hola, bonita. Pues nos quedamos un poco como estábamos. El doctor es más conservador y cree que hay que llevar mi caso al comité de tumores para valorar las microcalcificaciones. Así que tendré noticias de ellos pronto y quizás las biopsien o decidan vigilarlas de cerca, pero me ha dado tranquilidad el hecho de que no van a dejarlas pasar. He escrito a la enfermera del PIC para contarle. No sé si me lo quitarán hoy al final. Es que se me hace raro quitármelo cuando ahora mismo la situación es de duda… No sabes cómo me sobra ir a trabajar, es loquísimo. Es en plan "pero que pasan cosas superimportantes, ¿qué hago yendo a trabajar?"». 9 de mayo de 2022. 10:03.

«Hola, Amparo. ¿Qué tal todo? Te cuento que la semana pasada vi al oncólogo y él me dijo que me pedían la ecografía pero que por su parte le parecía que todo estaba bien, etc. Quedó en que me daría cita en seis meses salvo que la ecografía determinara que había algo que mirar. En el informe vi que hacía referencia a unas grapas quirúrgicas, no a las microcalcificaciones, pero no me comentó nada de eso (te mando captura). Hoy he estado en el ecógrafo y el doctor que me ha hecho la eco me ha dicho que hay que valorar con el comité el tema de las microcalcificaciones dado mi historial etc., que no porque vea nada en la ecografía, porque él las microcalcificaciones no las puede ver ahí, pero que cree que hay que mirarlo todo en conjunto y valorarlo bien. Hoy me quitaban el reservorio y he escrito a la enfermera para informarle y lo hemos aplazado, porque mi sensación es que ahora mismo hay que aclarar ese hallazgo antes de dar un paso en ese sentido y ella estaba de acuerdo. Quería comentarte todo para escuchar tu opinión, como siempre. ¿Esas microcalcificaciones deben preocuparme? Yo ya sabes que soy partidaria de revisar cuanto más mejor, confiando siempre en los médicos que sois los que sabéis, pero siento que recibo información contradictoria con esta mamografía… Muuuuuchas gracias, como siempre, por estar al otro lado». 9 de mayo de 2022. 11:27.

«Qué sencillo es todo cuando al otro lado hay alguien que lo explica y que lo hace tan bien como lo haces tú, de verdad te lo digo. Es que a veces, como bien sabes tú, los médicos no tienen la deferencia de hacerle entender a la paciente por qué está pasando todo lo que pasa, y claro, los voy escuchando a medias y sacando mis conclusiones extrañas». 9 de mayo de 2022. 11:46.

«Han decidido que son microcalcificaciones residuales y que solo hay que vigilarlas por si acaso pero que está todo bien». 10 de mayo de 2022. 21:13.

*

No hay mayor acto de fe que tumbarse en la camilla de un hospital. Cerrar los ojos, entregar el cuerpo.

Quitarse el reservorio del brazo iba a ser un momento de victoria, de fin de ciclo. Pero cuando eres portadora de células insurrectas aprendes a desconfiar. A comprender que no hay nada que hacer frente a la autonomía de un cuerpo asesino. Así que despojarse de la vía de entrada del tratamiento es demasiado osado, casi ofensivo. Probablemente nunca dejará de serlo.

Sobre la camilla, mirando los desperfectos de un techo blanco tirando ya a grisáceo, con el brazo estirado, anestesiado, obediente, la enfermera da indicaciones a cuatro aspirantes a sanadores de cuerpos enfermos que practicarán con el mío. «Asegúrate de que el bisturí es superficial». «Tira del reservorio, hasta que lo notes vencido». «Los puntos en forma de U invertida, así no, este lo rectificamos». La anestesia no me permite sentir y la postura no me permite ver, pero con las indicaciones de la enfermera la imaginación va más que servida. «Es que no tengo buen pulso y además así no veo», dice la aprendiz en un momento. Respiro. Me concentro en un pensamiento: esta es mi aportación a la ciencia, mi brazo como banco de prácticas, mi piel como taller de costura. «¿Y si aprieto demasiado aquí puedo romperlo?», la novata busca saciar una curiosidad que también se crea en mí en ese mismo momento. «Podrías romperlo, sí, pero suelen ser resistentes». Suelen serlo. Como suelen ser disciplinadas las células de los cuerpos.

Un cuerpo.

La enfermedad me ha convertido en un cuerpo. Un cuerpo que se rebela contra su dueña, su ama, yo misma. La que le ordena que respire, que palpite, que se mueva. La que decide ponerlo a dieta, broncearlo, darle placer, entrenarlo. La que lo cuida, lo limpia, lo acicala. La que lleva toda la vida criándolo. La que ahora lo mira desde fuera, con recelo, como si acabara de entender que nunca será dueña de su cuerpo.

*

Si viviera en uno de esos mundos apocalípticos cinematográficos, no sobreviviría. Jamás podría ser la heroína. Como mucho, serviría para crear esa trama secundaria que pone en valor que en un mundo sin hospitales ni tratamientos, de héroes y supervivientes, los enfermos estamos jodidos.

En *The Walking Dead*, uno de sus personajes principales, antes de convertirse en villano, vio cómo su mujer enferma de cáncer se quedaba sin quimioterapias con las que abastecerse en un país infectado de zombis y decidía suicidarse para no seguir siendo una carga.

El protagonista de *Breaking Bad*, un tímido y predecible profesor de Química, decide montar una cocina de metanfetamina tras ser diagnosticado de un cáncer de pulmón inoperable. Es esa enfermedad, el cáncer, la que de forma más obvia sella el pacto de lectura con los espectadores: tenerlo es no tener nada que perder, es la perdición misma.

Si hubiera nacido en los setenta, estaría muerta.

Sontag escribió que decir de un fenómeno que es un cáncer es incitar a la violencia. Exige medidas drásticas, duras. Extirpar y arrancar de raíz, sin importar qué se lleva por delante. Si algo es el cáncer de la sociedad, hay que eliminarlo sin miramientos.

Las metáforas del cáncer que ella señaló décadas atrás parecen demasiado presentes, aunque con mutaciones. El cáncer también es un castigo que recae sobre quien alberga sentimientos reprimidos que acaban brotando en forma de células malignas y maliciosas.

En *Fortuna*, de Hernán Díaz, el personaje que contribuye con sus operaciones ciertamente fraudulentas al crac del 29 enferma de cáncer y reflexiona: «No creo en la magia, pero que el cáncer se volviera tan virulento después del crac no me pareció ninguna coincidencia».

Pero sobre todo, el cáncer es una trama secundaria que da a los personajes la posibilidad de redimirse, como si la única forma de comprender el sentido de la vida fuera enfrentando tamaño sinsentido.

En *The bucket list*, dos enfermos terminales con posiciones sociales antagónicas que se conocen en un hospital deciden interrumpir sus tratamientos contra el cáncer para hacer todo aquello que no hicieron y siempre desearon en sus largas vidas. Uno de ellos incluso logra curarse de forma milagrosa —más aún si se tiene en cuenta que cambió la quimioterapia por viajes a Tanzania o un abrazo reconciliador con su hija—. Fue «un milagro de Dios», dice el personaje. Pero la trama deja claro a quien la sigue que todo ha sido obra de su cambio de actitud y vida. Así de sencillo.

En *Dawson's Creek*, el cáncer de una de las secundarias sirve para volver a reunir a los protagonistas de la serie años después, tomar conciencia de la fragilidad de la vida y darle un cierre a la trama presenciando su muerte.

En *Noviembre dulce*, la excéntrica protagonista se dedica a salvar de sí mismos a hombres descarriados e imbuidos por sus tóxicas rutinas, uno cada mes, y a enseñarles cómo debe vivirse la vida. Al final se descubrirá que es su linfoma terminal el que la impulsa.

En el *Joker*, le espetan al protagonista: «Ojalá enfermes de cáncer». Que es peor que sentenciar a alguien a muerte.

Curiosamente, en las ficciones parece haber menos reparo en pronunciar una realidad que los periódicos evitan. Cada vez que leo que alguien ha muerto «de una enfermedad larga» no tengo ninguna duda: tenía cáncer.

*

Cambié de trabajo dos años después del diagnóstico. Allí conocí a un compañero que, en una de esas carambolas de la vida, había trabajado con Olatz Vázquez. Fue él quien añadió a aquel obituario que leí en *El País* que ella también había trabajado allí, que es allí donde él la había conocido. Donde ella, sentados en el comedor de la subcontrata para la que trabajaban, le decía que no sabía qué le pasaba, que no conseguía engordar, que le dolía mucho la tripa. Hasta que un día no volvió a aparecer, estaba de baja. Luego vino la pandemia y el comedor se vació.

Sigo queriendo saber más de ella, una mujer a la que no conocí, que no me conocerá, que ya no existe. ¿Era una buena persona? ¿Tenía amigos en el trabajo? ¿Odiaba alguna comida? Él cuenta que era llamativamente dulce, a veces rozando la caricatura, pero tenía mucho carácter, no se dejaba amilanar. Era vasca de pura cepa, de las que saben hablar euskera. Vivía con su hermana en el barrio de Prosperidad y celebró allí uno de sus cumpleaños. Él le llevó chocolate, porque después de comer siempre le pedía una onza a un compañero. Era muy lista, trabajaba bien. También parecía muy tímida, y a él le sorprendió que expusiera su vida como lo hizo cuando ya empezaba a llamarla la muerte. «Supongo que me sorprendió la forma en que lo hacía, las fotografías, la intimidad… en ese mundo distópico donde todos dejamos de tratarnos a diario, ella se convirtió en una figura pública». Olatz pasó a ser otra chica, una de todas las mujeres que en aquel momento vivirían en Olatz: la compañera, la hija, la artista, la activista, la enferma.

Le pregunto si cree que hay paternalismo en su mirada, si el cáncer la hizo más frágil o incluso más querible a ojos del resto, como los funerales retratan siempre al muerto como personas queridas y dignas de recuerdo. Me dice que cree que no, que lo era antes del cáncer.

Él supo que Olatz se había muerto porque alguien le puso un mensaje que leyó en diagonal. «Siento mucho lo de Olatz». Asegura que se quedó frío. Buscó su nombre en Google y lo encontró. Fue en aquel verano, cuando a Olatz la acabaron matando las células insurrectas de su cuerpo, que las mías se rindieron y me curé.

*

Mi madre lloró cuando murieron mis abuelos. Incluso ahora, muchos años después, los recuerda con nostalgia y la humedad vuelve a sus ojos si hablamos de ellos suficiente tiempo. También yo sentí mucha tristeza cuando tuve que decirles adiós. Ya hace muchos años que mis abuelos no están, pero la vida sigue sin traumas, sin dolores irremediables, siniestros.

Mi madre lloró cuando enfermé, pero sus ojos no solo mostraron la humedad de la nostalgia o la pena. Perdieron color y forma, se agacharon. Mirarlos era ver la pena en sí misma. Mi madre dice que no sabría cómo afrontar la muerte de uno de sus hijos. Mi madre, que dijo adiós en paz a mis abuelos, que tampoco volverán, que no volverán a abrazarla o hablar con ella, que la dejaron sola durante al menos un tercio de su vida.

¿Por qué es tolerable una muerte y no lo es otra? Ya sé que es una obviedad, es la edad, la sensación de vida cumplida, de previsión de esperanza de vida. Pero no puede ser solo eso. Incluso en las muertes de nuestros mayores, cuando llegan antes de tiempo, uno asume y acaba tolerando. Hemos sido entrenados para despedirnos de los que nos precedieron, pero nunca de los que vienen después.

Cualquier muerte que no encaje en el concepto de cuándo o cómo hay que morir es insostenible para los deudos del muerto. Pero ¿quién fija ese cuándo o ese cómo? De nuevo están en el centro conceptos como «esperanza de vida», que no son más que una estadística de lo que supone formar parte de lo común, de una mayoría que sostienen los que forman la minoría que se escapa de ella.

Charlie, Elena y Marta, sentados cada uno en una banqueta alta, unos frente a otros, solo dejando espacio a la cámara. Conversan con desparpajo, ninguno supera los veinte años. Son tres chicos normales, como cualesquiera otros, salvo por algunos detalles. Charlie lleva un gorro de lana y no tiene cejas; Elena va ataviada con un pañuelo en la cabeza y Marta tiene una pierna ortopédica.

Los tres hablan de cáncer, de sufrirlo siendo adolescente, de tener miedo o no tenerlo. No es la primera vez que los veo.

Elena tiene unos ojos enormes y llenos de vida. En redes sociales cuenta cómo transcurre su tiempo entre hospitales, conciertos de Aitana a los que acude invitada por la artista y coreografías frente a la cámara, las mismas que hacen las chicas de su edad. Pero el vídeo que publicó en agosto de 2023 fue distinto: desde la cama del hospital, con apenas un hilo de voz, anuncia que su enfermedad está ahora también en la tráquea. Elena tiene su propio lema: «mis ganas ganan». Lo repite en cada vídeo, llena de optimismo, con esos ojos deslumbrantes que hacen que una no se fije en su cabeza pelona hasta pasado algún tiempo. «Hoy es mi primera pastilla del nuevo tratamiento desde que recaí en el cáncer», dice en otro vídeo, sonriente. Traga la píldora y aplaude entre vítores: «Venga, que es el definitivo», jalea.

Charlie se presenta como «el del cáncer que hace cosas». «Yo lo que tengo es cáncer, parece que me la sude, pero no.

Simplemente lo llevo de una manera distinta», dice en un vídeo a cámara, con su gorra para atrás, sonriente. Tras «otra recaída en este mundo de absoluta mierda», en uno de sus últimos vídeos habla de volver a la quimioterapia y seguir luchando.

Dos años después de esa entrevista a tres, los rastreo.

> «Adiós, hijos de puta, nos vemos en la otra vida». Charlie (2002-2022).
>
> «Desde esta mañana, Elena os baila y os mira desde su estrella. Gracias por todo».

Charlie y Elena ya no están. Esos dos jóvenes que conversan sobre cáncer, sobre amigos que han perdido, ya se han ido. O mejor dicho, el cáncer se los ha llevado. Marta, sin embargo, es influencer y atleta, y está en la universidad. Sigue contando la historia de cómo pidió que le pintaran las uñas de los pies el día que iban a quitarle la pierna. Pero Charlie y Elena no están.

Luis Rojas-Marcos, psiquiatra y antiguo jefe de Salud Pública en Nueva York, dice en *El País Semanal*: «El estado de ánimo, la voluntad de curarse —que implica la conciencia de enfermedad y la determinación de buscar ayuda— influye. La mente mantiene una conexión continua con el cuerpo a través de los sistemas nervioso y endocrino. Pero este tema no les interesa investigarlo a los laboratorios porque facturan millones vendiendo fármacos».

No sé por qué quiero escribir justo aquí este texto. No quiero dudar de un científico que corrobora la eficacia del efecto placebo. Pienso en Charlie y Elena y no puedo evitar dudar de un científico que corrobora la eficacia del efecto placebo. El sentido del cáncer es un sinsentido.

Otra cita de Rojas-Marcos: «Afrontando situaciones difíciles no hc dcscubicrto cn mí cualidadcs cxccpcionalcs. Mc han ayudado las personas». Durante los meses que tuve cáncer, a mi casa no dejaron de llegar flores.

VII

MI PRIMER VIAJE DE OCIO después de que el cáncer pasara a ser un apellido fue a dos islas griegas a finales de junio. Fernando y yo preparamos un itinerario de ocho días que siempre recibía el calificativo de «merecido» en boca de aquellos a los que contábamos nuestros planes, en esa especie de idea de equilibrio que nos hace merecedores de placeres tras haber sufrido con tanta fuerza la desgracia. Merecido o no, cumplió con creces las expectativas, pero ante las preguntas a nuestro regreso me di cuenta de que me era imposible ponerle el calificativo de perfecto. El cáncer también me ha arrebatado eso: la posibilidad de que la vida pueda volver a ser señalada como perfecta. Es simplemente una imposibilidad.

La vi mientras me bañaba en las aguas turquesas de una playa griega ataviada con un gorro de ala ancha y una capa gruesa de protector solar. Una mujer joven, con la piel tintada de un moreno dorado de esos que el sol solo deja al paso de varios días, sus pechos morenos al aire, despojados de tirantes y sujeciones, una melena recogida en una trenza y el agua del mar mojándole los tobillos mientras fumaba un cigarrillo en la orilla. La vi, despreocupada, dejando que el sol siguiera posándose en su cuerpo, disfrutando de cada bocanada de humo. Miraba al mar, y casi me pareció ver que me miraba a mí, altiva. Y sentí envidia. Qué sabrá ella de cuerpos asesinos, de tetas que albergan venenos oscuros. Qué sabrá ella cuando osa desafiar tan triunfante a las células de su envoltura. Es ella —o su ausencia— la que no me permite sentir como perfecto ningún momento de placer de esta nueva yo consciente de las taras de su cuerpo. Ella es todo lo que yo ya no seré, quizás todo lo que era. No voy a volver a recibir al verano despreocupada, desafiando al sol, dejando que torre mis tetas o cualquier parte de mi cuerpo. A emborracharme, a fumar un cigarrillo. A ver pasar las horas en la orilla olvidando la crema solar.

A dejar de sentir la amenaza de mi cuerpo asesino.

Aprender a leer es convertirse en esclava de la lectura. Desde el momento en que te enseñan a dar significado a las letras eres presa de ese conocimiento. Ya nunca más volverás a ser libre. Libre para ver símbolos en lugar de formar palabras. Intentar mirar un texto, un párrafo, y no dotarlo automáticamente de sentido, abstraerse y ver solo los dibujos. Cuando se aprende a leer ya no hay vuelta atrás: se está condenada a leer aún de manera involuntaria.

Con la enfermedad ocurre algo parecido. Sentir el peligro de su presencia, la vulnerabilidad del cuerpo, la fragilidad de la existencia, es una camino de ida sin vuelta.

*

«¿Hace ruido un árbol al caer en el bosque si no hay nadie para oírlo?».

Todas las personas llevan dentro árboles que no oyen caer.

*

¿Cuánto vale una vida? ¿Cuánto cuesta una vida?

En África hay países como Sierra Leona o la República Centroafricana donde la esperanza de vida cae treinta años respecto a Europa. Donde una mujer da a luz a varios hijos y sabe que varios de ellos se le quedarán en el camino. VIH, malaria, tuberculosis... y también cáncer. La forma de relacionarse con la muerte condiciona necesariamente la forma de vida.

Los costes derivados del cáncer en España suponen al Estado cada año 19 300 millones de euros, casi el presupuesto completo de la Comunidad de Madrid. En EE.UU., el 42.4% de los pacientes con cáncer agotaron todos los ahorros de su vida (una media de 92 098 dólares) en los dos primeros años tras el diagnóstico. Kenia y Tanzania tienen una única máquina de radioterapia por cada cinco millones de habitantes. Y de cobalto, mucho menos precisas. Así que esto no es solo una cuestión individual o de hábitos de vida —se puede hacer todo bien y morir de cáncer—, es más bien una necesidad colectiva. De cómo tratamos a nuestros investigadores, los que encadenan becas temporales de fundaciones privadas para encontrar nuevos tratamientos que nos permitan comprar tiempo. De qué impuestos pagamos y qué exigimos a nuestros gobernantes que hagan con ellos, con una sanidad fuerte donde sus profesionales no dupliquen turnos, exhaustos, teniendo que atender cada vez a más pacientes en el mismo periodo de tiempo. De si queremos que nuestros hijas e hijos nazcan con menos boletos antes de que el macabro bombo de la salud empiece a girar.

Desde que me diagnosticaron me han atendido ginecólogas, oncólogas, cirujanas, enfermeras, radiólogas, psicólogas, técnicos de laboratorio, cardiólogas y especialistas en fertilidad. Es la sanidad pública, la famosa joya de la corona, la que ha invertido en mi vida sin copagos adicionales, sin importar quién soy. Sin que haya tenido que mirar una sola vez a la cartera, sin más preocupación económica que actualizar la baja laboral cada treinta días. ¿Cuánto vale una vida? ¿Cuánto vale la mía? ¿Cuánto trabajo, personas, tratamientos, esfuerzo... para solo una?

Las tasas estimadas de incidencia y mortalidad del cáncer en España están entre las más bajas de la UE, pero dentro de nuestras fronteras y pese a un sistema nacional de salud basado en la universalidad, la respuesta a ese «cuánto vale una vida» depende del código postal y del tamaño de la cartera. Hay desigualdad en el cáncer, como la hay en todos los poros de la sociedad. Las mujeres con rentas más altas acuden más a los programas de cribado de cáncer de mama que las de menos ingresos —un 18 % más—. Y las mujeres con sobrepeso son el doble entre las que no tienen estudios que entre las que sí los tienen. También aumenta el consumo de cigarrillos conforme disminuye el sueldo. Se muere más de cáncer en Asturias que en la Comunidad de Madrid. Y hay enormes diferencias en la capacidad de personal sanitario, acceso a tratamientos oncológicos innovadores y disponibilidad de equipos de radioterapia entre las distintas comunidades autónomas —la OCDE habla de «grandes variaciones»—.

Algunos de los días que asistía a radioterapia, la espera se hacía más larga de lo habitual y el gesto de la secretaria se torcía más que de costumbre. Normalmente era debido a que una de las máquinas se había estropeado y tocaba pasar a todos los pacientes por la otra. En España hay 236 equipos de radioterapia en hospitales. Madrid tiene más de diez, pero hay al menos seis provincias que no tienen ninguno. Así que las portadoras de cuerpos asesinos que necesitan tratarse cada día en Ávila, Segovia o Teruel tienen que desplazarse a varios cientos de kilómetros.

He escrito «se puede hacer todo bien y morir de cáncer». ¿Qué es hacer todo bien?

*

Es rubia, alta, de voz estridente y siempre tiene una sonrisa. La última vez que la vi estaba cubierta de purpurina, se había decorado los brazos con estrellitas de colores y escrito su número de teléfono en la pierna. Antes de eso, la recuerdo bailando, con su copa en la mano y su pitillo. Y con una sonrisa. Solo coincido con ella en las fiestas, así que quizás solo conozco de ella la carcajada despampanante, su versión festiva.

Ahora le ha dado un vuelco la vida. O su cuerpo, si se trata de buscar culpables. Varios meses de dolores y unas piedras en el riñón mal diagnosticadas que se han convertido en un cáncer de colon. O de útero. Porque la han operado de urgencia y, aún convaleciente, sigue sin saber dónde está el origen.

Hoy me ha escrito un mensaje, aunque nunca antes nos habíamos intercambiado los teléfonos. Quiero decirle que sé cuánto miedo tiene, que sé el abismo que se ha abierto bajo unos pies que hace apenas unos días solo bailaban. Pero no le digo nada de eso. Solo sé que ayer tenía la cara cubierta de purpurina y su risa estridente sonaba a carcajadas.

*

Hoy siento mucho dolor en el pecho.

¿Será un dolor muscular? ¿Será el dolor de la cicatriz? ¿Cuánto tiempo tiene que dolerme? ¿Por qué tiene que dolerme? ¿Será un dolor normal? ¿Cómo clasifico/categorizo/valoro/mido el dolor? ¿Es este dolor distinto a los anteriores? ¿Cómo sé qué tipo, ni siquiera grado, de dolor es importante? ¿Tengo que vivir siempre con dolor? ¿El día que el cáncer vuelva dolerá? ¿Es el dolor un síntoma de que algo no va bien?

¿Por qué no me dolía el cáncer? ¿Por qué el dolor solo empezó cuando me curaron?

Veo una noticia sobre mujeres chilenas con cáncer de mama que hacen remo. «Se agarran al remo como a la vida», escribe alguien que debe sentirse profundamente orgulloso del juego de palabras.

*

> Has venido a esta vida, como mi hijo y muchos otros jóvenes, a darnos una lección de vida infinita. Sabes que te quiero muchísimo. Has ganado, princesa. Tus ganas ganarán siempre.

¿Puede alguien venir a la vida con el único propósito de dar lecciones a otros? ¿Puede alguien venir a la vida a morir? ¿Cómo gana quien muere? ¿A qué he venido yo?

*

He vuelto a la sala de espera de la unidad de oncología del hospital.

Hacía tiempo que no pisaba esta habitación, tan rutinaria para mí antes.

Cuando estoy aquí, observo. Fernando suele mirar el móvil, apretarme la mano de vez en cuando y alzar la cabeza cada vez que suena el pitido que anuncia el siguiente turno en el monitor. Yo observo. Miro a las personas que me rodean e imagino sus historias. Si el pelo que llevan es suyo. Si empiezan o acaban tratamiento. Si tienen miedo.

Mientras espero, sale de la zona de consultas una mujer morena, probablemente en sus cuarenta y muchos, con un vestido veraniego. Se sienta de nuevo en una de las sillas de la silenciosa sala de espera, coge su móvil del bolso y empieza a enviar una nota de voz. «Malas noticias, es maligno», le dice al teléfono como quien habla del tiempo. La sala de espera, ya de por sí en silencio, se queda muda. Pero ella sigue hablando como si nada. Esta vez soy yo la que aprieta la mano de Fernando.

La mujer explica a su teléfono que van a hacerle una resonancia, que primero le mirarán los ganglios de la axila y que la operarán a primeros de agosto. Toda esa retahíla de episodios que yo conozco tan bien. «Si la operan tan pronto es que es pequeño», pienso. La otra pareja que aguarda en la sala empieza a murmurar, mientras ella sigue hablándole al teléfono.

Termina el audio y hace una llamada. A una tal «Luci». Y repite las mismas frases, palabra por palabra, como si se las acabara de aprender pero no hubiera terminado de comprenderlas. Probablemente su frialdad tiene algo que ver con eso. «Le he dicho que soy monoparental, tengo una niña pequeña. Que me quiten lo que sea, que me corten, que me hagan; me da igual. Que tengo a la niña», explica a Luci. En este momento puedo notar cómo tiembla, un titubeo en esa voz antes aséptica. Cómo empieza a ponerse nerviosa. Imagino lo que Luci contesta, y cómo escucharlo de Luci estará convirtiendo en real que tiene cáncer, que el suyo es un cuerpo asesino. Cuelga el teléfono.

Siento unas ganas tremendas de acercarme a ella. De decirle que sé cómo se siente —¿lo sé?—, que todo va a salir bien —¿saldrá bien?—, que al menos ella ya tiene una hija —vaya una frase de mierda—. Pero sobre todo tengo ganas de abrazarla. Decirle que no está sola. Que aunque yo no sea más que una desconocida, la siento cercana, siento su dolor, su miedo. Puedo *sentirlo*.

Pero se va. La vi hablar con el recepcionista y, para cuando salí de la consulta, ya no estaba. Pienso en el día en que me diagnosticaron. Pienso en cuántos diagnósticos se habrán oído en aquella sala. Cuántas mujeres temblando. Y cuántas de ellas, solas.

*

Hay veces que se me olvida. Que logro volver a sentirme sana.
O más que sana, inconsciente.

*

Hay personas capaces de romperse el corazón. Literalmente. La miocardiopatía de Takotsubo es un síndrome que deja cicatrices físicas, a veces irrecuperables, tras episodios de estrés emocional. Leo una investigación sobre este peculiar síndrome en la prensa: «Aunque la causa no está clara, la ciencia ha comprobado que este síndrome suele estar precedido por una emoción estresante negativa relacionada con una mala noticia o con experiencias vitales desagradables como la muerte inesperada de un familiar o amigo, un diagnóstico médico de mal pronóstico, una actuación en público con alta carga emocional, un divorcio, un despido o desastres naturales».

¿Y si de tanto pensar en las múltiples posibilidades autodestructivas de mi cuerpo las acabo provocando?

Ha pasado un año desde que me curé y mis defensas siguen sin recuperarse.

Cómo puede el cerebro ordenar al cuerpo que haga algo que el cuerpo hace sin que se le ordene. Cómo le digo a mi médula que genere glóbulos rojos. Cómo le digo a mis células que no se subleven. Cómo le digo a mi cuerpo que no se muera... que no me mate.

Algún día todo este dolor te será útil.

¿Eso hago escribiendo este libro? ¿Darle utilidad al dolor?

*

Firmé mi hipoteca con la ilusión con la que se firman las cosas que construyen una vida. Rellené casi en automático el cuestionario médico del banco asociado al seguro que la entidad me solicitaba como requisito, marcando «no» en todas las casillas, solo pendiente de escribir «apendicectomía» hasta con cierto orgullo de tener cicatrices. Lo hice unos días antes de que me diagnosticaran. Al tiempo supe que probablemente estaba pagando un seguro de vida que jamás cubriría los gastos si a mí me ocurría algo, que consideraría que yo había ocultado una información de vital importancia para calcular la prima que tendría que pagar cada año. Porque mi cáncer ocurrió días antes de la oficialización de la hipoteca, y yo tendría que haber actualizado aquel cuestionario médico. No lo hice entonces porque me advirtieron de que corría el riesgo de que el banco ya no estuviera dispuesto a confiar en mí a largo plazo. Una manera de decirme que no iban a asumir la posibilidad que en mí veían probable de que antes de cumplir el plazo de quince años ya me haya muerto. Así que no actualicé el cuestionario mencionando aquello que acababa de aparecer en mi cuerpo.

También descubrí que la mía no era una historia única. También estaba Francisco Domene, que no pudo firmar una hipoteca por culpa de un linfoma que le diagnosticaron casi tres décadas antes, cuando solo tenía cuatro años. «Más de veinte años después del alta definitiva ves que te ha marcado de por vida, no solo en la memoria, sino en tus metas personales», leo en un foro cómo se lamenta.

De entre las secuelas del cáncer, las hay también invisibles, ajenas a la salud, y que impiden recuperar con plenitud la vida reconquistada. Como las trabas a la hora de pedir un crédito o contratar un seguro personal. El Parlamento Europeo quiere que se garantice a los pacientes oncológicos su «derecho al olvido» cuando hayan pasado diez años desde que terminaron su tratamiento, o cinco si fueron diagnosticados siendo menores de edad. Bajo ese nombre, el de «derecho al olvido», lo que se pretende es que las aseguradoras y los bancos no puedan tener en cuenta su historial médico para discriminarlos, algo parecido a lo que ya ocurrió en 2011 cuando una sentencia del Tribunal de Justicia de la UE prohibió a las empresas establecer primas en función del género; esto es, acabar con la práctica habitual de las aseguradoras de aumentar las primas para ellos en seguros de vida o automóvil, basándose en estadísticas sobre siniestralidad o esperanza de vida.

Apenas han pasado tres años desde que superé un cáncer que cada seis meses vuelve a hacerme sentir que me juego un «todo o nada» en la revisión con mi médico. Aún me quedan siete años para no ser considerada una apuesta arriesgada. Es fácil imaginarse en el escenario de una de esas distopías en las que solo sobreviven los más fuertes, y la realidad es que nadie apostaría por mí porque ni siquiera en este mundo real mucho más compasivo están dispuestos a hacerlo. Cada formulario, cada cuestionario médico, me recuerda constantemente que he estado enferma. Que no hay forma de recuperar la confianza cuando, con solo treinta y tres años, mis células ya han mostrado que están dispuestas a rebelarse hasta la autodestrucción.

En 2018 se reformó la ley de contrato de seguro para incluir una cláusula que impide «discriminar a las personas que tengan

VIH, sida u otras condiciones de salud». Vuelvo a acordarme de Sontag, de la tuberculosis, el cáncer y el sida, y cómo relacionó los estigmas de pasar a formar parte de ese mundo de enfermos.

Hay evidencia científica de que una persona que superó el cáncer hace diez años ya no tiene un riesgo mayor que alguien que no lo ha sufrido. Pero también hay muchos casos de recidiva: un cáncer que regresa después de un tiempo en el que no se pudo detectar. Y otros muchos en que lo hace con más virulencia, después de haber viajado por el cuerpo, dejando su estela metastásica.

Más que «derecho al olvido oncológico», debería ser un «derecho a seguir viviendo».

Con el cáncer ocurre como con todo lo que es mortal. Lo urgente, que es la investigación para salvar vidas, ocupa demasiado como para dejar espacio al resto. A la calidad de vida, a la estética, a conservar los pechos. Leo una entrevista al primer director del Centro de Regulación Genómica y experto en investigación básica contra el cáncer, un tal Miguel Beato. «Lo peor que ha aportado la medicina es que somos demasiados humanos, somos una plaga para la Tierra», asegura, en una suerte de selección natural darwiniana que me recuerda que yo no habría sido escogida.

Lo peor que ha aportado la medicina es que ha salvado mi vida. Estaba hecha para desaparecer.

*

El prefijo in- se añade a las palabras para sustituir su significado por su contrario. Lo posible pasa a ser imposible. Lo cómodo, incómodo. La paciencia, impaciencia. Lo cierto, aquello que sujetamos con firmeza, se convierte en incierto y, sin más, se evapora en las manos.

La enfermedad es transitar un camino de incertidumbre. Es dudas y es miedo. Es saberse mortal e incierto. En la enfermedad, cualquier certeza es algo a lo que agarrarse como si fuera la vida en ello. A veces, porque va la vida en ello.

Cuando dejé una muestra de mi sangre para que los médicos buscaran en mis genes una predisposición al cáncer tenía ante mí la posibilidad de una certeza. La constatación de que la pulsión suicida de mi cuerpo estaba escrita en mis genes, un culpable al que lanzar mi dedo acusador y despojarme yo misma de cualquier responsabilidad.

Imaginé al pájaro y la piedra dentro de mi cuerpo, que decía Victoria Chang. *«There is a bird and a stone / in your body. Your job is not / to kill the bird with the stone»*. Imaginé un pedrusco enorme, afilado, a medio milímetro de un pájaro débil e indefenso. Imaginé vivir con aquella piedra, una bomba de relojería siempre a punto de explotar. Imaginé esos genes malignos, amorfos, como una herencia podrida que dejaba a mis hijas. Tener el cáncer escrito en los genes es un porqué dispuesto a hacer cuadrar por fin la estadística, pero es una certeza demasiado dolorosa.

Cuando recibí el resultado de mi estudio genético, respiré aliviada. «No se han identificado variantes patogénicas asociadas a la susceptibilidad a padecer cáncer de mama hereditario en ninguno de los genes analizados». A esas alturas ya detestaba la certeza de saberme portadora de un cuerpo inevitablemente asesino, de un destino canceroso escrito con tinta indeleble. Quería recuperar la incertidumbre, aunque ello fuera asumir que no sabía qué hecho ajeno había transformado mis células en malignas.

«Me alegro mucho, hija. Aunque lo que hubiera sido, lo habríamos asumido como siempre, ¿eh?», me dijo mi madre al otro lado del teléfono. Como si no estuviera permitido celebrar las buenas noticias para no faltarle al respeto a las malas, para no tentar a la suerte. Como si, de tan preparada que estaba para reaccionar a unos genes positivos, no le hubiera dado tiempo a hacer los cambios convenientes en su discurso. Porque la incertidumbre es también estar siempre preparado, siempre en guardia. Fingir que al menos hay una certeza: la de encajar los golpes con entereza.

Aquellos resultados negativos que desechaban un *algo cierto* se festejaron en casa con alegría. Eran volver a la casilla de salida, a la ilusión naíf de los segundos previos a que empiece la partida, cuando los números del dado todavía no desafían a la probabilidad y la estadística, cuando las madres dicen estar preparadas y los futuros enfermos convierten en algo cierto la ausencia de malas certezas.

*

Siempre he tenido sentimientos encontrados con las ONG y asociaciones que cubren funciones que tendría que cubrir un estado de bienestar. Pero desde que me diagnosticaron, aunque hacerlo me resulta algo vergonzante, dono todos los meses a GEICAM y a la Asociación Española contra el Cáncer.

Cadena 100 lleva más de una década haciendo «Por ellas», un «concierto solidario a beneficio de la Asociación Española Contra el Cáncer» y patrocinado por El Corte Inglés para conmemorar el Día Mundial contra el Cáncer de Mama. Es esa frase, «a beneficio de la Asociación Española contra el Cáncer», la que lleva a muchas mujeres —madres, hijas, amigas, hermanas— a comprar la entrada que la lleva estampada. Las entradas se agotan en horas.

Pero también es esa frase la que incluye un matiz doloroso por el que el Grupo COPE, al que pertenece Cadena 100, fue acusado de hacer caja: no se trata de un concierto benéfico, sino «a beneficio de», así que no todo lo que se recauda va a parar a la lucha contra la enfermedad. En 2018, la Asociación Española contra el Cáncer declaró al periodista que denunciaba la trampa: «No tenemos firmado ningún convenio con Cadena 100 o COPE ni, por tanto, ninguna obligación contraída. Lo que nos dan es una donación anual después de un evento en el que colaboramos con ellos». Sin embargo, un juzgado de Madrid investigó los conciertos solidarios de COPE y concluyó que la cadena había cumplido con sus compromisos: entre 2013 y 2019 donó el «100 % del resultado directo en caso de beneficio y tres euros por entrada cobrada en caso de pérdida». En un concierto que cuelga el *sold out* en cada edición, con unas catorce mil entradas vendidas a razón de unos 43 euros cada una, en siete ediciones la donación ha sido de 159 864 euros, una cantidad que, si apenas da para la entrada de un piso en Madrid, mucho menos para curar el cáncer. Así que la única forma de ser realmente solidarios sigue siendo donar directamente a la investigación, a través de las asociaciones. Y manifestarse y pagar impuestos.

Si tengo que hablar de ejercicios vergonzantes, confieso que lloro cuando escucho cantar su «Mujer valiente» a Manuel Carrasco. La letra no me dice nada, no es para mí, ni siquiera me gusta. Pero es imposible que al escucharla no sienta de una manera especial que está escrita para mí, para otras como yo. Es posible que no sea la canción la que me haga llorar, sino el recuerdo del cáncer. A esta enfermedad mía tan dolorosa y comercial, son muchos los artistas que deciden ponerle música y palabras. Y a menudo me desagradan, me enfadan. Las veo torpes, naíf, simplonas; incapaces de reflejar nada parecido a tener un cuerpo dispuesto a matarte. Y, sin embargo, ahí están.

Rozalén canta: «Sé bien qué es vivir, no hay tiempo para odiar a nadie, ahora sé reír. Quizá tenía que pasar, no es justo pero solo así se aprende a valorar». Quiero decirle a Rozalén que yo ya sabía reírme. Que a veces siento algo parecido al odio. Que no, no tenía que pasar. Que nadie necesita un cáncer para aprender a valorar nada. Que el que muere de cáncer no tiene nada que valorar.

Pero pienso en mi madre escuchando esa canción y en su sonrisa. Así que ya no sé si decirle a Rozalén que enhorabuena y gracias.

*

Estamos todos sentados en torno a una mesa alta en la plaza de San Isidro. Bueno, yo estoy de pie, apoyada en la mesa. Creo que todavía conservo esa chaqueta marrón, aunque hace tiempo que no llevo el pelo tan largo. Mariángeles tiene flequillo, no lo recordaba. Y José Carlos aún fumaba. La mesa está llena de botellines. Candela sostiene una mascarilla en su mano derecha.

Sigo inspeccionando la foto, pero no encuentro nada extraño. Ninguna señal. Soy yo, celebrando, con amigos, sonriente. Me descubro ampliando la imagen para tratar de ver algo en la zona de mi pecho… Obviamente, nada. El intento es simplemente absurdo.

Miro otra fotografía. Me estoy probando un vestido que acabo de recibir como regalo de Navidad. Sonrío a la cámara, tengo algo de ojeras. Veo un lunar en mi escote, en mi pecho izquierdo. Lo miro ahora, ahí sigue. Se que me probé ese vestido para llevarlo en mi treinta y tres cumpleaños y celebrar, ahora que se relajaban un poco las restricciones por la pandemia. ¿Dónde está? ¿Cómo es posible que no haya ninguna señal, una pista, nada, de la invasión bárbara que estaba haciéndose con mi pecho?

En la última imagen que guarda mi móvil antes de las capturas de aquellos papeles con mi diagnóstico llevo un abrigo verde al que le cuelga aún la etiqueta. Sujeto el móvil con la mano derecha y hago la foto contra el espejo. Es el abrigo que llevé una y otra vez al hospital.

La siguiente fotografía muestra a mi padre con los ojos apagados, mentón apoyado en las manos, mirada al infinito. Reconozco ese salón como el del primero de los apartamentos de Madrid donde se alojó con mi madre. A su lado está Fernando. Tiene ojeras. Mira hacia el mismo sitio. Creo que acababan de cenar. Vuelvo a mirar la fotografía e intento mirarlos a ellos como los miraba a través del objetivo del teléfono, pero no puedo hacerlo. Ahora esas caras, tristes, apagadas, me son ajenas.

La memoria es uno de los instrumentos más útiles del ser humano, clave para el aprendizaje, también para el amor. En *Eternal sunshine of spotless mind*, los protagonistas se someten a una técnica neuronal para eliminar sus recuerdos tras una ruptura dolorosa y una tormentosa relación. Se trata de una máquina ficticia, puesto que no hay nada que despierte más la memoria que el empeño por olvidar. Es en ese proceso donde él, obligado a recordar para olvidar, descubre que no quiere deshacerse de sus recuerdos. Porque de algo tiene que servir lo vivido. Porque esas reminiscencias nos convierten en quienes somos.

Estos meses he pensado mucho en si querría borrar de mi mente los recuerdos del cáncer. Volver al sueño eterno de una mente despojada de la experiencia de la enfermedad. A veces la respuesta es sí.

A veces es más fácil, menos doloroso. A veces de algo tiene que servir lo vivido. A veces soy desdichada por tener recuerdos negros y no poder enterrarlos. A veces soy afortunada porque el blanco es más blanco cuando tiene contrastes. A veces quiero borrar las fotos en las que no tenía pelo. A veces mirarlas me satisface. A veces, muchas, me aburro de mí misma y mis pensamientos, sobre todo si son sobre el cáncer.

Encuentro otra foto sin querer. Estoy en un minigolf, sonrío. Pero no veo rastro de mí en esa imagen. Apenas quedan vivos algunos pelos en las cejas. No hay pestañas. La peluca está algo movida del sitio y es más peluca que nunca. Mi piel tiene un color extraño, que no me pertenece. Los ojos están pequeños, la cara hinchada. No son mis ojos, no es mi mirada, no estoy. Y sin embargo, soy yo, aunque no recuerdo haberme encontrado ese rostro cuando me miraba al espejo, como si esa yo hubiera sido invisible a mis ojos.

Ha muerto otra chica joven, con cáncer. Estoy mirando su cuenta de Twitter. Buscando algo más de ella detrás de lo que dejó escrito. Su biografía la define como «curiosa, luchadora y soñadora». En Instagram se llama @bastaconvivir. ¿Con eso le bastaba?

Sigo tirando el dedo hacia abajo. De pronto, el fragmento de un vídeo. Pepe Mujica me habla desde la pantalla: «Se conoce que tengo un tumor en el esófago que por obvias razones esta vez me parece que viene con la guadaña en ristre. Que la vida es hermosa, y se gasta, se va. El quid de la cuestión, triunfar en la vida es el volver a empezar cada vez que uno cae. Y que si hay bronca, que la transformen en esperanza». ¿Cuántas veces cayó y tuvo que encontrar fuerzas para empezar de cero? ¿Sabía que de esta caída no podría volver a empezar?

Pienso mucho en cómo se relacionan otros con su enfermedad, en cierto activismo del cáncer que solo puede hacerse con los papeles en regla del mundo de los enfermos. En cómo se exponen, muestran, naturalizan, enseñan. Unas veces los veo con pudor, otras admiro su valentía. Muchas, me enfadan sus reflexiones en nombre del paciente de cáncer, otras empatizo terriblemente con ellas.

Sé que el cáncer para mí no es un tabú. Tampoco es un secreto. Pero me resisto a que me defina, a que sea algo que decir de mí —es morena, periodista, le gusta el cine, tuvo cáncer—. Quizás por ello a veces callo. Otras, si hablo de ello demasiado a la ligera, quien me escucha abre los ojos de par en par y el aire se vuelve más incómodo, menos respirable. Pero casi nunca hago activismo, no desde hace un tiempo. Nadie quiere seguir escuchándome hablar de cáncer. Yo misma no quiero seguir hablando de ello.

*

Acabo de recibir un mensaje. «Ya me han hecho la biopsia. Ahora estoy un poco dolorida y un poquito impactada. Ha ido bien, lo que me ha dolido en el momento era soportable, pero al salir, no sé si por la tensión o por el médico que me ha tocado, que lo ha hecho con toda su buena intención, pero sus comentarios a mí en concreto no me ayudaban... pues ahora me ha dado como un bajonazo o susto, no sé muy bien. Y he pensado mucho en ti y no sé cómo has podido soportar lo que has soportado».

El miedo apaga la luz. Nos deja a oscuras, a ciegas, perdidas. Sin manos que palpar con los dedos, sin apoyos que nos sostengan. Por más que lo tratemos de evocar a través de otros, de anticiparnos para comprender el que otros sienten, hasta que no se apaga la luz el vacío es inimaginable.

Ella me dijo que no tenía miedo. Me enseñó el volante médico en el que volví a ver escritas las tres letras, BAG, insistiendo en que estaba tranquila. Pero estando en la camilla, con tres personas a su alrededor diciendo palabras que no entendía, tratando su incertidumbre demasiado a la ligera o apretándole la mano con demasiada importancia, el miedo llegó. Y pensó en mí.

Quizás porque yo soy parte de su miedo. He cargado la mochila de muchas de las personas que me quieren con la más pesada de las piedras: el riesgo de desgracia, la moneda que cae del lado incorrecto, la posibilidad de la muerte.

Pienso en el día en que biopsiaron lo que acabó siendo un tumor maligno, en cómo era incapaz de plantear siquiera la posibilidad de que el resultado fuera el que acabó siendo. En cómo todavía hoy, sana, curada, una parte de mí sigue siendo incapaz de asumir cualquier opción que suponga perder, desaparecer; morirse. A pesar de todo, aún inconsciente. Nada puede darme más miedo que dejar de tener miedo.

*

¿Cuándo acaba este libro? ¿Cuál es el final de esta historia? Llevo cuatro años escribiendo, matizando, dando forma, y ni una sola vez he dejado de añadir nuevas reflexiones, nuevos momentos importantes. ¿Cuándo se acaba mi relación con el cáncer? ¿Puede acabar alguna vez?

Mirar hacia atrás es estar en paz. Estoy viva, me he curado. El problema es mirar hacia adelante, hacia lo que aún no ha llegado. Lo que puede no llegar. Lo no vivido no existe, y sin embargo tiene mucha más fuerza que el efímero presente, el pasado ya intangible. Morir es quedarse atrapado en lo que una es, ignorando lo que puede llegar a ser, la ensoñación aspiracional con la que se construye el presente, el horizonte que permite echar un pie hacia adelante. Si más adelante no hay nada, ¿cuál es el sentido de caminar?

En mi horizonte cuesta ahora ver luz. Claro que pienso en los hijos que no tengo, en la vejez. Pero lo hago como un juego, no como quien proyecta el futuro. En las múltiples posibilidades de lo no vivido, ahora hay una con batas blancas, metástasis y recidivas. Una donde un cuerpo que quiso acabar conmigo, autodestruirse, tras solo treinta y tres años de vida, vuelve a intentarlo enmendando errores y con mayor sigilo. Mi tipo de cáncer de mama, el HER2+, se caracteriza por su «recurrencia temprana». Las estadísticas hablan de porcentaje de supervivencia a cinco años, a nueve años, a quince… Así que una sigue siendo una superviviente todo lo que quede de vida: haber tenido cáncer de mama es un factor de riesgo para la aparición de nuevos tumores.

¿Cuándo acaba este libro? ¿Cuál es el giro perfecto, la gran revelación, que le pone fin? Responderé que este mismo. O quizás haya algún otro en el futuro.

La promesa de futuro es el mayor acto de fe del ser humano.

AGRADECIMIENTOS

Paula, Amparo, Raiza, Gloria, Elena, Beatriz, Miriam, Soraya, Mónica, Yann, Gladis, Ester, Gema… La sanidad son personas. Las que te miran a los ojos cuando te dan un diagnóstico, las que se esfuerzan por explicar tratamientos complejos de forma sencilla, las que te brindan en consulta un tiempo del que no disponen pero que tú necesitas, las que se toman en serio cualquier dolencia, las que te sonríen incluso tras una mascarilla, las que te hacen sentir que saben cómo te sientes cuando no sabes cómo sentirte, las que dan ese otro tratamiento que no se administra por vía intravenosa. Sí, a veces hay médicos para los que eres «un cáncer de mama» en lugar de ser Miriam, o que conversan con su asistente sobre tus dolencias como si tú no estuvieras en la sala, pero son minoría. Para mí la sanidad son las personas con las que me he cruzado, mujeres en su mayoría, en estos años de idas y vueltas al hospital. Muchas encadenan contratos precarios, doblan turnos, aguantan nervios y malos humores o cargan con tal inestabilidad laboral que ni siquiera saben si estarán al otro lado de la mesa en tu siguiente cita. A muchas las aplaudimos en los balcones y después olvidamos que nos salvaron la vida. Yo lamento no poder hacer mucho más que darles las gracias.

Gracias también a mi familia, por tanto. A mi madre, por todo. También por prestarme sus palabras para este libro, y su amor y su tiempo cada día.

A mi tía Rosario, por todas las conversaciones que no tuve y que hemos tenido en mi cabeza; porque ya he imaginado todo lo que me ha dicho al bajar a verla a su casa y darle este libro. A mis sobrinos, Alejandro, Oliver y Claudio, para que sean ellos quienes escriban o lean que la investigación ha puesto fin a siglos de cuerpos asesinos.

A mis amigas y amigos, a los que espero poder compensar con historias bonitas todos los miedos nuevos y recuerdos oscuros que este cuerpo mío les ha dejado. Especialmente a Lorena Baeza y Fátima Donado, que han compartido algunos de los suyos en esta historia.

A Amparo, a la que aún no he podido abrazar ni conocer en persona y cuya generosidad y altruismo son tan inmensos que abruman. Gracias, gracias, gracias. Y a Ana Pastor, que me dio su teléfono; esta sí que es la mejor fuente que tendré en mi vida.

A todos los que llenaron mi casa de flores, piñas, girasoles, pañuelos, desayunos, camisetas y buenos deseos. No caben tantos nombres entre estas páginas, ni a mí más amor en el pecho.

A Álvaro Llorca, por la confianza y la ternura con la que mejoró estas páginas.

A la Fundación Gabo, al maestro Martín Caparrós y a los siete compañeros del taller de libros periodísticos que compartimos entre mascarillas en la Feria del Libro de Madrid de 2022. Fue la primera vez que sentí que esta historia, en primera persona, podía conjugarse también en plural y hacerse una voz más grande. Ante cuerpos asesinos, palabras sanadoras.

Y a Fer, la más maravillosa certeza en este mundo de incertidumbres.